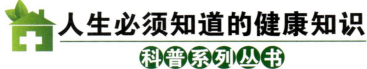

人生必须知道的健康知识
科普系列丛书

心血管外科

健康生活 从"心"开始

JIANKANG SHENGHUO CONG XIN KAISHI

郑静晨　总主编

王　奇　主　编

中国科学技术出版社

·北　京·

图书在版编目（CIP）数据

心血管外科: 健康生活　从"心"开始/王奇主编. —北京：中国科学技术出版社，2015.1

（人生必须知道的健康知识科普系列丛书/郑静晨总主编）

ISBN 978-7-5046-6792-2

Ⅰ.①心…　Ⅱ.①王…　Ⅲ.①心脏外科学—诊疗 ②血管外科学—诊疗

Ⅳ.①R654

中国版本图书馆CIP数据核字（2014）第307020号

策划编辑	徐扬科　谭建新
责任编辑	王　珅
责任校对	孟华英
责任印制	马宇晨
封面设计	周新河
版式设计	潘通印艺文化传媒·ARTSUN

出　　版	中国科学技术出版社
发　　行	科学普及出版社发行部
地　　址	北京市海淀区中关村南大街16号
邮　　编	100081
发行电话	010-62103130
传　　真	010-62179148
投稿电话	010-62176522
网　　址	http://www.cspbooks.com.cn

开　　本	720mm×1000mm　1/16
字　　数	212千字
印　　张	13.25
印　　数	1—10000册
版　　次	2015年7月第1版
印　　次	2015年7月第1次印刷
印　　刷	北京东方明珠印刷有限公司

书　　号	ISBN 978-7-5046-6792-2 / R·1815
定　　价	38.00元

（凡购买本社图书，如有缺页、倒页、脱页者，本社发行部负责调换）

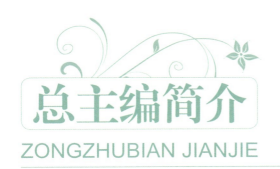

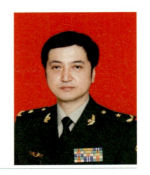

总主编简介

ZONGZHUBIAN JIANJIE

　　郑静晨，中国工程院院士、国务院应急管理专家组专家、中国国际救援队副总队长兼首席医疗官、中国武警总部后勤部副部长兼武警总医院院长，中国武警总医院现代化医院管理研究所所长。现兼任中国医学救援协会常务副会长、中国医院协会副会长、中国灾害防御协会救援医学会副会长、中华医学会科学普及分会主任委员、中国医院协会医院医疗保险专业委员会主任委员、中国急救复苏与灾害医学杂志常务副主编等，先后被授予"中国优秀医院院长"、"中国最具领导力院长"和"杰出救援医学专家"荣誉称号，2006年被国务院、中央军委授予一等功。

　　"谦谦为人，温润如玉；激情似火，和善如风"和敬业攀登、意志如钢是郑静晨院士的一贯品格。在他带领的团队中，秉承了"特别能吃苦、特别能学习、特别能合作、特别能战斗、特别能攻关、特别能奉献"的六种精神，瞄准新问题、开展新思维、形成新思路、实现新突破、攻克前进道路上的一个又一个堡垒，先后在现代化医院管理、灾害救援医学、军队卫勤保障、医学科学普及、社会公益救助等领域做出了可喜成就。

　　在现代化医院管理方面，凭借创新思维实施了"做大做强、以优带强"与"整体推进、重点突破"的学科发展战略，秉承"不图顶尖人才归己有，但揽一流专家为我用"的广义人才观，造就了武警总医院在较短时间内形成肝移植外科、眼眶肿瘤、神经外科、骨科等一批知名学科，推动医疗技术发展的局面。凭借更新理念，实施"感动服务"、"极致化服务"和"快捷服务补救"的新举措，通过开展"说好接诊一句话，温暖病人一颗心"和"学习白求恩，争当合格医务人员"等培训，让职业化、标准化、礼仪化走进医院、走进病区，深化了卫生部提出的开展"三好一满意"活动的实践。凭借"他山之石可以攻玉"的思路，在全军医院较先推行了"标杆管理"、"精细化管理"、"落地绩效管理"、"质量内涵式管理"、"临床路径管理"和"研究型医院管理"等，有力地促进了医院的可持续发展。

在灾害救援医学领域，以重大灾害医学救援需求为牵引，主持建立了灾害救援医学这门新的学科，并引入系统优化理论，提出了"三位一体"救治体系及制定预案、人员配备、随行装备、技能培训等标准化方案，成为组建国家和省（市）救援体系的指导性文件。2001年参与组建了第一支中国国际救援队，并带领团队先后十余次参加国内外重大灾害医疗救援，圆满完成了任务，为祖国争得了荣誉，先后多次受到党和国家领导人的接见。

在推广医学科普上，着眼于让医学走进公众，提高公众的科学素养，帮助公众用科学的态度看待医学、理解医学、支持医学，有效贯通医患之间的隔阂。提出了作为一名专家、医生和医务工作者，要承担医学知识传播链中"第一发球员"的神圣职责，促使医、患"握手"，让医患关系走向和谐的明天。科普是一项重要的社会公益事业，受益者是全体公民和整个国家。面对科普队伍严重老龄化，科普创作观念陈旧，运行机制急功近利等现象，身为中华医学会科学普及分会主任委员，他首次提出了"公众健康学"、"公众疾病学"和"公众急救学"等概念，并吸纳新鲜血液，培养年轻科普专家，广泛开展学术活动，利用电视和报纸两大载体，加强对灾害救援、现场急救、科技推广、营养指导、健康咨询等进行科普宣传，极大地提高了我国公众的医学科学素养。

在社会公益救助方面，积极响应党中央、国务院、中央军委的号召，发扬人民军队的优良传统，为解决群众"看病难、看病贵"及构建和谐社会，自2005年武警总医院与中国红十字会在国内率先开展了"扶贫救心"活动，先后救助贫困家庭心脏病患儿两千余人。武警总医院由此获得了"中国十大公益之星"殊荣，郑静晨院士获得全国医学人文管理奖。2001年，武警总医院与中华慈善总会联手启动了"为了我们的孩子——救治千名少数民族贫困家庭先心病患儿"行动，先后赴新疆、西藏少数民族地区开展先心病儿童筛查，将有手术适应证的患儿转运北京治疗，以实际行动践行了党的惠民政策，密切了民族感情，受到中央多家主流媒体的跟踪报道。

"书山有路勤为径，学海无涯苦作舟。"郑静晨院士勤奋好学、刻苦钻研，不仅在事业上取得了辉煌成就，在理论研究、学术科研领域也成绩斐然。先后主编《灾害救援医学》《现代化医院管理》《内科循证诊治学》等大型专著5部，发表学术论文近百篇，先后以第一完成人获得国家和省部级科研成果二等奖以上奖7项，其中《重大自然灾害医疗救援体系的创建及关键技术、装备研发与应用》获得国家科技进步二等奖，《国际灾害医学救援系列研究》获得华夏高科技产业创新一等奖，《国内国外重大灾害事件中的卫勤保障研究》获得武警部队科技进步一等奖等。目前，还承担着多项国家、全军和武警科研课题，其中"各种自然灾害条件下医疗救援队的人员、装备标准化研究"为国务院指令性课题。

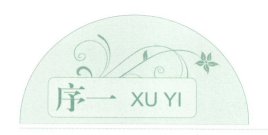

序一 XU YI

　　健康是人类的基本需要，人人都希望身心健康。世界卫生组织公布的数据表明，人的健康和寿命状况40%取决于客观环境因素，60%取决于人体自身因素。长期以来，人们把有无疾病作为健康的标准。这个单一的健康观念仅关注疾病的治疗，而忽视了疾病的预防，是一种片面的健康观。

　　在我国，人口老龄化及较低的健康素养教育水平，构成了居民疾病转型的内在因素，慢性非传染性疾病已经成为危害人民健康的主要公共卫生问题，其发病率一直呈现明显上升趋势。据统计，在我国每年约1000万例各种因素导致的死亡中，以心血管疾病、糖尿病、慢性阻塞性肺病和癌症为主的慢性病所占比例已超过80%，已成为中国民众健康的"头号杀手"。慢性病不仅严重影响社会劳动力的发展，而且已经成为导致"看病贵"、"看病难"的主要原因，由慢性病引起的经济负担对我国社会经济的和谐发展形成越来越沉重的压力，考验着我国的医疗卫生体制改革。

　　从某种层面理解，作为一门生命科学，医学是一门让人遗憾的学科，大多数疾病按现有的医学水平是无法治愈的。作为医生该如何减少这样的困境和尴尬？怎样才能让广大普通老百姓摆脱疾病、阻断或延缓亚健康而真正享受健康的生活？众所周知，国家的繁荣昌盛，离不开高素质的国民，离不开科学精神的浸染；同样，医学科学的进步和疾病预防意识的提升，需要从提高民众的医学科普素质入手。当前，我国民众疾病预防意识平均高度在世界同等国家范围内处于一个较低水平，据卫生部2010年调查结果显示，我国居民健康素养水平仅为6.48%，其中居民慢性病预防素养最低，在20个集团国中排名居后。因此，我们作为卫生管理者、医务工作者，应该努力提高广大民众的医学科学素养，让老百姓懂得疾病的规律，熟悉自我管理疾病的知识，掌握改变生活方式的技巧，促进和提高自我管理疾病的能力，逐步增强疾病预防的意识，这或许是解决我国医疗卫生体系现在所面临困境的一种很好的方式。中华医学会科学普及分会主任委员郑静晨院士领衔主编的《人生必须知道的健康知识科普系列丛书》，正是本着这样的原则，集诸多临床专家之经验，耗时数载，几易其稿，最终编写而成的。

这套医学科普图书具有可读性、趣味性和实用性，有其鲜明的特点：一是文字通俗易懂、言简意赅，采取图文并茂、有问有答的形式，避免了生涩的专业术语和难解的"医言医语"；二是科学分类、脉络清晰，归纳了专家经验集锦、锦囊妙计和肺腑之言，回答了医学"是什么？""为什么？""干什么？"等问题；三是采取便于读者查阅的方式，使其能够及时学习和了解有关医学基本知识，做到开卷有益。

我相信，在不远的将来，随着社会经济的进步，全国人民将逐步达到一个"人人掌握医学科普知识，人人享受健康生活"的幸福的新阶段！

中国医院协会会长　　　黄洁夫

二〇一二年七月十六日

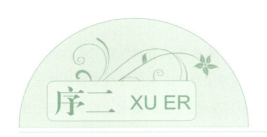

科普——点燃社会文明的火种

科学，是人类文明的助推器；科学家，是科学传播链中的"第一发球员"。在当今社会的各个领域内，有无数位卓越科学家和科普工作者，以他们的辛勤劳动和聪明智慧，点燃了社会文明的火种，有力地促进了社会的发展。在这里，就有一位奉献于医学科普事业的"第一发球员"——中华医学会科学普及分会主任委员郑静晨院士。

2002年6月29日，《中华人民共和国科学技术普及法》正式颁布，明确了科普立法的宗旨、内容、方针、原则和性质，这是我国科普工作的一个重要里程碑，标志着科普工作进入了一个新阶段。2006年2月6日，国务院印发了《全民科学素质行动计划纲要（2006—2010—2020年）》（以下简称《科学素质纲要》）。6年来，《科学素质纲要》领导小组各成员单位、各级政府始终坚持以科学发展观为统领，主动把科普工作纳入全民科学素质工作框架之内，大联合、大协作，认真谋划、积极推进，全民科学素质建设取得了扎扎实实的成效。尽管如此，我国公民科学素质总体水平仍然较低。2011年，中国科协公布的第八次中国公民科学素养调查结果显示，我国具备基本科学素养的公民比例为3.27%，相当于日本、加拿大和欧盟等主要发达国家和地区在20世纪80年代末、90年代初的水平。国家的繁荣昌盛，离不开高素质的国民，离不开科学精神的浸染。所以，科普从来不是纯粹的科学问题，而是事关社会发展的全局性问题。

英国一项研究称，世界都在进入"快生活"，全球城市人走路速度比10年前平均加快了10%，而其中位居前列的几个国家都是发展迅速的亚洲国家。半个多世纪以前，世界对中国人的定义还是"漠视时间的民族"。而如今，在外国媒体眼中，"中国人现在成了世界上最急躁、最没有耐性的地球人"。

人的生命只有一次，健康的生命离不开科学健康意识的支撑。在西方发达国家，每年做一次体检的人达到了80%，而在我国，即使是在大城市，这一比例也只有30%~50%。我国著名的心血管专家洪昭光教授曾指出：目前的医生可分为三种。一种是就病论病，见病开药，头痛医头，脚痛医脚，只治病，不治人。第二种医生不但治病，而且治人，在诊病时，能关注患者心理问题，分析病因，解释病情，同时控制有关危险因素，使病情全面好转，减少复发。第三种医生不但治病和治人，而且能通过健康教育使人群健康水平提高，使健康人不变成亚健康人，亚健康人不变成患者，早期患者不变成晚期患者，使整个人群发病率、死亡率下降。

由郑静晨院士担任总主编的《人生必须知道的健康知识科普系列丛书》的正式出版，必将为医学科普园里增添一朵灿然盛开的夏荷，用芬芳的笑靥化解人间的疾苦折磨，用亭亭的气质点缀人们美好生活。但愿你、我、他一道了解医学科普现状，走近科普人群，展望科普未来，共同锻造我们的医药卫生科技"软实力"。

是为序。

中国科协书记处书记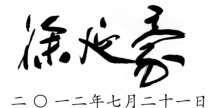

二〇一二年七月二十一日

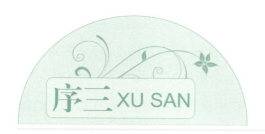

序三 XU SAN

　　"普及健康教育，实施国民健康行动计划"。这是国家《"十二五"规划纲要》中对加强公共卫生服务体系建设提出的具体要求，深刻揭示了开展健康教育，普及健康知识，提高全民健康水平的极端重要性，是建设有中国特色社会主义伟大事业的目标之一，是改善民生、全面构建和谐社会的重要条件和保障，也是广大医务工作者的职责所系、使命所在。

　　人生历程，生死轮回，在飞逝而过的时光岁月里，在玄妙繁杂的尘世中，面对七情六欲、功名利禄、得失祸福以及贫富贵贱，如何安度人生，怎样滋养健康并获得长寿？是人类一直都在苦苦追问和探寻的命题。为了解开这一旷世命题，千百年来，无数名医大师乃至奇人异士都对健康作了仁者见仁、智者见智的注解。

　　为此，我们有必要先弄明白什么是健康？其实，在《辞海》《简明大不列颠百科全书》以及《世界卫生组织宪章》等词典文献中，对"健康"一词都作过明确的解释和定义，在这里没有必要再赘述。而就中文语义而言，"健康"原本是一个合成的双音节词，这两个字有不同的起源，含义也有较大的差别。具体地讲，"健"主要指形体健硕、强壮，因此，有健身强体的日常用语。《易经》中"天行健，君子以自强不息"说的就是这个意思；而"康"主要指心态坦荡、宁静，像大地一样宽厚、安稳，因此，有康宁、康泰、安康的惯常说法。孔圣人所讲的"仁者寿、寿者康"阐述的就是这个道理。据此，我的理解是"健"与"康"体现了中国文化的二元共契与两极互动，活脱就像一幅阴阳互补、和谐自洽的太极图：健是张扬，是亢奋，是阳刚威猛，强调有为进取；康是温宁，是收敛，是从容绵柔，强调无为而治。正如《黄帝内经》的《灵枢·本神》篇里所讲的"智者之养生也，必顺四时而适寒暑，和喜怒而安居处，节阴阳而调刚柔，如是，则避邪不至，长生久视"那样，才能使自己始终处于一个刚柔相济、阴阳互补的平衡状态，从而达到养生、健康、长寿的目的。而至于那种认为"不得病就意味着健康"的认识，是很不全面的。因为事实上，人生在世，吃五谷杂粮，没有不得病的。即使没有明显的疾病，每个人对健康与否的感觉也具有很大的主观性和差异性。换句话说，觉得身体健康，不等于身体没病。《健康手册》的作者约翰·特拉维斯就曾经说过："健康的人并不必须是强壮的、勇敢的、成功的、年轻的，甚至也不是不得病的。"所以，我认为，健康是相对的、动态的，是身体、心灵与精神健全的完美结合和综合体现，是生命存在的最佳状态。

如果说长寿是人们对于明天的希冀，那么健康就是人们今天需要把握的精彩。从古到今，人们打破了时间和疆界的藩篱，前赴后继，孜孜以求，在奔向健康的路上，王侯将相与布衣白丁，医生、护士与患者无不如此。从"万寿无疆"到"永远健康"，这里除了承载着一般人最原始最质朴的祈求和祝愿外，也包含了广大民众对养生长寿之道的渴求。特别是随着社会的进步、经济的发展、人们生活水平和文明程度的提高，健康已成为当下大家最为关注的热点、难点和焦点问题，一场全民健康热、养生热迅速掀起。许多人想方设法寻访和学习养生之道，有的甚至道听途说，误入歧途。对此，我认为当务之急就是要帮助大家确立科学全面的养生观。其实，古代学者早就提出了"养生贵在养性，而养性贵在养德"的理论。孔子在《中庸》中提出"修生以道，修道以仁"，"大德必得其寿"，讲的就是有高尚道德修养的人，才能获得高寿。而唐代著名禅师石头希迁（又被称为"石头和尚"）无际大师，91岁时无疾而终。他曾为世人开列的"十味养生奇方"中的精要就在于养德。他称养德"不劳主顾，不费药金，不劳煎煮"，却可祛病健身，延年益寿。德高者对人、对事胸襟开阔，无私坦荡，光明磊落，故而无忧无愁，无患无求。身心处于淡泊宁静的良好状态之中，必然有利于健康长寿。而现代医学也认为，积德行善，乐于助人的人，有益于提高自身免疫力和心理调节力，有利于祛病健身。由此，一个人要想达到健康长寿的目的，必须进行科学全面的养生保健，并且要清醒地认识到：道德和涵养是养生保健的根本，良好的精神状态是养生保健的关键，思想观念对养生保健起主导作用，科学的饮食及节欲是养生保健的保证，正确的运动锻炼是养生保健的源泉。

"上工不治已病治未病"，意思是说最好的医生应该预防疾病的发生，做到防患于未然。这是《黄帝内经》中最先提出来的防病养生之说，是迄今为止我国医疗卫生界所遵守的"预防为主"战略的最早雏形。其中也包含了宣传推广医学科普知识，倡导科学养生这一中国传统健康文化的核心理念。然而，实事求是地讲，近些年来，在"全民养生"的大潮中，相对滞后的医学科普宣传，却没能很好地满足这一需求。以至于出现了一个世人见怪不怪的现象：内行不说，外行乱说；不学医的人写医，不懂医的人论医。一方面，老百姓十分渴望了解医学防病、养生保健知识；另一方面，擅长讲医学常识、愿意写科普文章的专家又太少。加之，中国传统医学又一直信奉"大医隐于民，良药藏于乡"的陈规，坚守"好酒不怕巷子深"的陋识，由此，就为那些所谓的"神医大师"们粉墨登场提供了舞台和机会。可以这么说，凡是"神医大师"蜂拥而起、兴风作浪的时候，一定是医疗资源分配不均、医学知识普及不够、医疗专家作为不多的时候。从2000年到2010年，尽管"邪门歪道"层出不穷，但他们骗人的手法却如出一辙：出书立传、上节目开讲坛，乃至卖假药卖伪劣保健品，并冠以"国家领导人保健医生"、"中医世家"、"中医教授"等虚构的身份、虚构的学历掩人耳目，自欺欺人。这些乱象的出现，我认为，既有医疗体制上的多种原因，也有传统文化上的深刻根源，既是国人健康素养缺失的表现，更是广大医务工作者没有主动作为的失职。因此，我愿与同行们在痛定思痛之后，勇敢地站出来，承担起维护医学健康的社会责任。

无论是治病还是养生，最怕的是走弯路、走错路，要知道，无知比疾病本身更可怕。世界卫生组织前总干事中岛宏博士就曾指出："许多人不是死于疾病，而是死于无知。"综观当今医学健康的图书市场，养生保健类书籍持续热销，甚至脱销。据统计，在2009年畅销书的排行榜上，前20名中一半以上与养生保健有关。到目前为止，全国已有400多家出版社出版了健康类图书达数千种之多。而这其中，良莠不齐，鱼目混珠。鉴于此，出于医务工作者的良知和责任，我们以寝食难安的心情、扬清激浊的勇气和正本清源的担当，审慎地邀请了既有丰富临床经验又热衷于科普写作的医疗专家和学者，共同编写了这套实用科普书籍，跳出许多同类书籍中重知识宣导、轻智慧启迪，重学术堆砌、轻常识普及，重谈医论病、轻思想烛照的束缚，从有助于人们建立健康、疾病、医学、生命认识的大视野、大关怀、大彻悟的目的出发，以常见病、多发病、意外伤害、诊疗手段、医学趣谈等角度入手，系统地介绍了一系列丰富而权威的知病治病、自救互救、保健养生、康复理疗的知识和方法，力求使广大读者一看就懂、一学就会，从而相信医学，共享健康。

最后，我想坦诚地说，单有健康的知识，并不能确保你一生的健康。你的健康说到底，还是应该由自己负责，没有任何人能替代。你获得的知识、学到的技巧、养成的习惯、作出的选择以及日复一日习以为常的生活方式，都会影响并塑造你的健康和未来。因此，我们必须从现在开始，并持之以恒地付诸实践、付诸行动。

以上就是我们编写此书的初衷和目的。但愿能帮助大家过上一种健康、幸福、和谐、美满的生活，使我们的生命更长久！

武警总医院院长　郑静晨

二〇一二年七月于北京

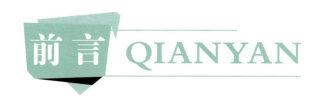

前言 QIANYAN

　　心血管外科对于大部分人来说都是一个非常陌生的领域。心血管外科都能看什么病，又是如何进行手术治疗，手术前后有哪些注意事项，相信很多人都想了解。本书试图以通俗易懂的语言来揭开心血管外科的神秘面纱，让普通老百姓对心血管外科有一个初步的了解和认识。

　　本书从心血管外科的基础知识讲起，先后介绍了先天性心脏病、冠状动脉粥样硬化性心脏病、心脏瓣膜病、大血管疾病、心脏肿瘤、心脏移植及心脏外伤的相关知识，对心血管外科相关疾病的预防与诊断、如何治疗及术后注意事项等进行了详细的介绍。希望读者能对心血管外科有一个总体的了解，不再感到陌生。

　　本书深入浅出，通俗易懂，既可作为家庭保健用书，又可作为心脏外科的科普读物，是一册融知识性、科学性、趣味性于一体的全新实用读本。

　　本书由中国武警总医院心血管外科具有多年临床经验的中高级医护人员集体编写。他们从繁忙的医疗、教学、科研工作中，挤出时间撰写了本书。

　　本书若能为广大患者的求医问药及健康生活提供些许帮助，将是我们最大的心愿。但是由于编者水平有限，差错之处在所难免，敬请各位同道及广大读者批评指正，以便及时改进。

薛　炎

二〇一四年十月

C 目录
ONTENTS

愿您做知 "心" 朋友
—— 基础知识篇

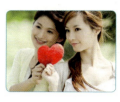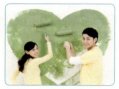

"心"的起点
—— 先天性
心脏病篇

灌溉心田的水利枢纽
——冠心病篇

愿您的 "心脏阀门"
永远健康开合
——心脏瓣膜病篇

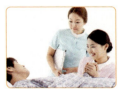
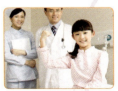

管道中的定时炸弹
——大血管疾病篇

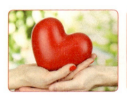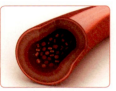

肿瘤不愿眷顾的地方
——心脏肿瘤篇

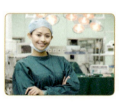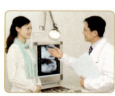

爱的呼唤 心的奉献
——神奇的"换心术"

千万别 "伤心"，莫扰生命禁区——心脏外伤篇

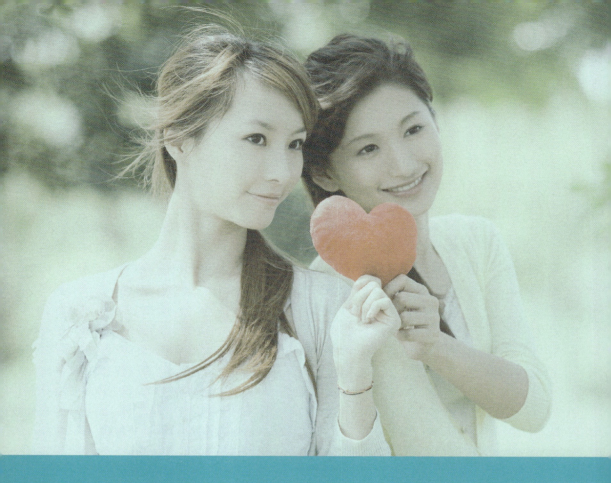

YUANNINZUO ZHI "XIN" PENGYOU
—JICHU ZHISHI PIAN

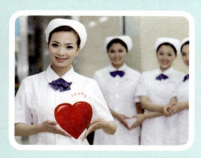 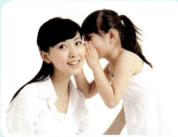 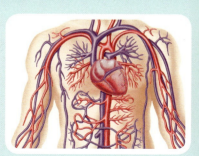

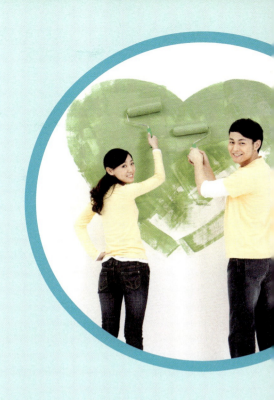

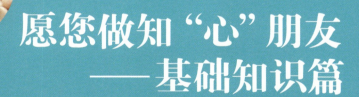

愿您做知"心"朋友
——基础知识篇

　　随着生活节奏的加快以及生活方式的改变，人们的饮食结构发生变化，平衡被打破，越来越多的心血管疾病呈现在我们的视线中。高血压、冠心病、风湿性心脏病、先天性心脏病等，每个人身边都或多或少耳闻目睹过这些心血管疾病的发生，甚至许多耀眼的明星们也因为心血管疾病一个个匆匆忙忙离我们而去。这带给我们巨大的震撼，也让我们有强烈的愿望去了解它，去克服它！

　　那么，现在开始请跟随我们，为了健康生活，从"心"开始！

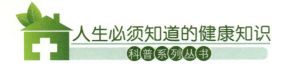
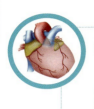 # 说句"心"里话，我也想了解它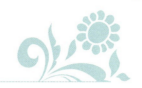

你知道心在哪里吗

　　小范是一名冉冉升起的足球新星，这是他进入国家队的第一场比赛。随着球队踏入草坪，小范激动万分。国歌响起来，小范看到队友们纷纷将右手举起来放在胸前，他也不由自主地把右手放在胸前大声地唱起国歌来，那一刻小范感觉到心跳加速，全身热血沸腾。小范问身旁的队友，为什么在升国旗、唱国歌的时候要把手放在

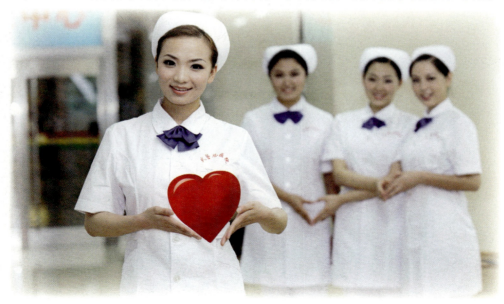

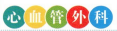

胸前呢？队友说：那是心脏的位置，代表着我们对祖国的忠诚、热忱和全部，我们要把全身心都奉献给我们的祖国母亲！

这就是我们的心脏。触摸它的搏动，你会感受到心的方向。

心脏是人体重要的器官之一。心脏是一个永动机，从出生到衰老死亡，它永不停歇地搏动，输送血液供应整个身体。心脏停止了跳动，生命就不再存在。这么重要的一个器官，你一定会说它应该位于人体的最中央吧，其实不然。一般人都是"偏心"的，以胸骨正中线为界，心脏的2/3位于身体正中线的左侧，1/3位于正中线的右侧，在左侧胸前大约乳头下方偏左或偏右的位置可以摸到明显的心脏跳动。但也有极少数

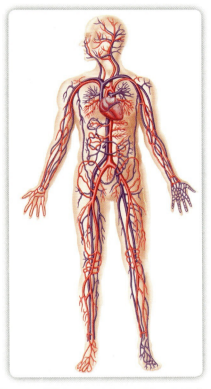

人是"右位心"或"镜面心"，他们的心脏主要位于右侧，要触摸他们的心脏，就只有把手放在右胸前喽！

心脏位于胸腔内，大小略大于各人自己的拳头，重250~300克。心脏的形状像倒置的梨形，心底部向着右上方，心尖部指向左前下方，以右手握笔写字的姿势作比喻，手背相当于心底部，指尖相当于心尖部，心尖就是可触摸到心脏跳动最强的地方。

心脏里面真的有个小房子吗

人们常说"爱充满着心房""热情在心房里流淌"，心脏里面真的有小房子吗？

心脏大部分由肌肉组成，外面有一层薄膜包绕心脏称为心包，心脏内部的空腔

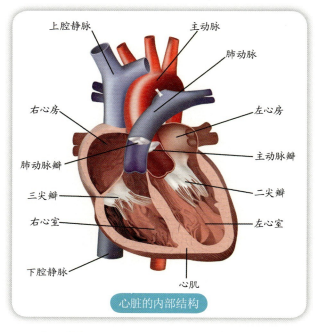

心脏的内部结构

上腔静脉　主动脉　肺动脉　右心房　左心房　肺动脉瓣　主动脉瓣　三尖瓣　二尖瓣　右心室　左心室　下腔静脉　心肌

则被隔成左右不相通的两部分，左右两部分又被心脏瓣膜分成上下两个腔。这样，心脏就分为4个腔：上面两个腔分别叫左心房和右心房，下面两个腔分别叫左心室和右心室。左心房接纳肺部的血液回流至左心室，左心室再将这部分血液运送到除肺部外的全身各处；右心房接纳除肺部外全身的血液回流至右心室，右心室再将这部分血液运送到肺部。

心房的作用如同容器，起到容纳的作用；心室的作用如同水泵，起到发动机的作用。这样通过心脏的搏动，完成血液循环。

心脏为什么要跳动呢

人们遇到意想不到的突发事件时常说"吓死我了，我的心脏都快不跳了！"那么，人的心脏不跳了就真的要死了吗？心脏为什么要跳动呢？

心脏和全身血管组成了人体的循环系统。血液在其中按一定的方向周而复始的流动，称为血液循环。血液循环的作用是通过血液的流动，将食物中吸收的营养物质和从肺部呼入的新鲜氧气运送至全身，并将机体代谢的废物和呼出的二氧化碳运送到相应器官排出体外，从而完成新陈代谢。心脏是血液循环的发动机，心脏通过搏动才能使循环系统中的血液周而复始地流动，才能维持正常的生命活动，因此心

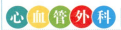

脏是人体的永动机。

　　成年健康男性在安静状态下，心脏每搏动一次所射出的血量约70毫升，若以每分钟平均心跳75次计算，那么每分钟心脏共排出血量约5升。这5升血量，相当于全身血液的总量，因此差不多每分钟心脏要把体内的血液全部流通一遍。照此算来，健康成年人的心脏，每24小时

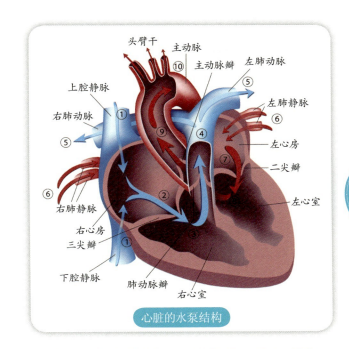

心脏的水泵结构

要排出血液约达8000升。一个人活到70岁时，他的心脏总共会跳近30亿次，泵到全身的血液共达2亿多升，这是一个什么概念呢？它相当于一个约50万人口的现代化城市一天的生活用水量！

　　你明白心脏为什么要跳动了吗？

心脏也有"公转"和"自转"吗

　　心脏和血管构成人体的循环系统，是一个密闭的管道系统。心房连通静脉，凡从全身各处将血液运回心脏的血管叫静脉，左心房连通肺静脉，右心房连通上腔静脉和下腔静脉，全身的静脉除肺静脉外均含有暗红色的静脉血，氧气含量少，二氧化碳含量高。心室连通动脉，凡从心脏将血液运送到全身各处的血管叫动脉，左心室连通主动脉，右心室连通肺动脉，全身的动脉除肺动脉外均含有鲜红色的血液，氧气含量高，二氧化碳含量少。

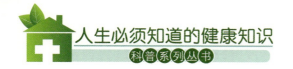
血液沿心脏—动脉—静脉—心脏的途径进行流动，但并不是心脏每次搏动射出的血液再次返回心脏后就完成一次血液循环，而是要两次经过心脏才能完成一次完整的血液循环，这其中包括体循环和肺循环。

体循环又称为大循环。左心内含有氧气充分的动脉血，当心脏收缩时，动脉血按照左心房—左心室—主动脉的顺序进入主动脉，并通过动脉的各个分支流动到全身，把氧和营养物质运送到各器官、组织和细胞，并带走新陈代谢产生的废物和二氧化碳，在此动脉血成为静脉血，并通过各个静脉分支最后汇集到上腔静脉和下腔静脉返回右心房。

肺循环又称为小循环。右心内含有高二氧化碳的静脉血，当心脏收缩时，静脉血按照右心房—右心室—肺动脉的顺序进入肺动脉，在肺进行气体交换，充分吸收氧气，排出二氧化碳，血液又变成含氧的动脉血，并经由肺静脉返回左心房。

如同地球的公转和自转一样，体循环和肺循环通过心脏连在一起，共同组成了血液循环。

心脏里的血为什么"只许前进，不许后退"

血液周而复始循环流动，因此心脏里的血要求"只许前进，不许后退"，只能沿着一个方向流动。为什么心脏里的血只能单向流动呢？奥妙就在于心脏瓣膜。心房和心室之间、心室和动脉之间都有能开关的瓣膜，瓣膜是心脏的单向阀门。

左心房和左心室间的瓣膜称为二尖瓣，右心房和右心室之间的瓣膜称为三尖瓣，左心室和主动脉之间的瓣膜叫主动脉瓣，右心室和肺动脉之间的瓣膜叫肺动脉瓣。这些瓣膜只能向一个方向开放和关闭，保证血液单向流动：静脉血流向心房，心房血流向心室，心室血流向动脉。

小小的瓣膜薄如蝉翼，但却承担了心脏的重要功能，如果瓣膜失去了单向阀门的作用，大量的血液就要返流回心脏，加大了心脏的工作负担，久而久之心脏的功能就要受到损害。我们常常说的风湿性心脏病就是瓣膜发生了问题。风湿性病变除了关节外最常波及的部位就是瓣膜，换瓣手术也就是指把有病的瓣膜换成人工的瓣膜。到底心脏瓣膜为什么会得病呢？怎样才能预防心脏瓣膜病特别是风湿性心脏病的发生呢？本书"心脏瓣膜病"篇将会给您详细的说明。

谁是心脏的司令

5岁的乐乐正是天真烂漫的时候，一天她哭着跑回家，"妈妈，我和小朋友们玩游戏，甜甜说可以让自己的手、脚随便动，建建说可以让自己的嘴巴、舌头随便动，我说我可以让自己的心脏随便动，他们都说到做到了，可是我让心脏跳它就跳，我不让它跳它也跳呀！我自己的心脏怎么不听我的呀？"

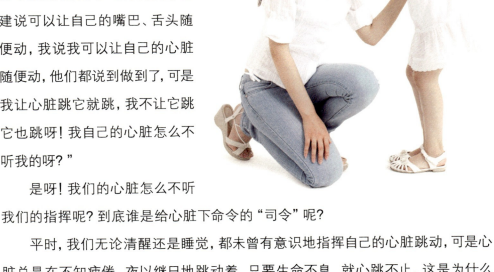

是呀！我们的心脏怎么不听我们的指挥呢？到底谁是给心脏下命令的"司令"呢？

平时，我们无论清醒还是睡觉，都未曾有意识地指挥自己的心脏跳动，可是心脏总是在不知疲倦、夜以继日地跳动着，只要生命不息，就心跳不止，这是为什么呢？原来心脏内部存在着全身其他器官所不具备的一种自律细胞。这种自律细胞不需要任何外来刺激就能够自动地、有节律地发出一股股微小电流，刺激心脏收缩而产生跳动。大约几千个这种自律细胞形成一个特殊的结构称为窦房结，位于右心房的上腔静脉入口处。窦房结就是心脏的司令部，它像一个发电机，不断地发出电信

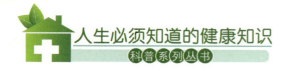

号，通过像网络一样的传导系统向心脏的各个部位传递，从而指挥和控制心脏有节律地、夜以继日地跳动。不论春夏秋冬，也不管你是喜怒哀乐，心脏的跳动一直伴随你终身。

窦房结发出的一次次冲动，就是通过传导系统引起心脏的一次次跳动，通常称为窦性心律。我们通常在心电图报告中看到"窦性心律"，就是指心脏的正常跳动。

如果说心脏也是一个江湖，那么武林盟主就是窦房结。

心脏也有喜怒哀乐吗

心脏具有自动节律性，窦房结发放电信号指挥心脏跳动，那么心脏就完全不受支配了吗？在日常生活中，任何人都会感受到，当你遇到紧张和恐惧的事情时，或者在你运动时，心跳会突然加快。心脏也有喜怒哀乐吗？

心脏的活动也受到神经系统的控制。支配心脏的神经有两种：交感神经和迷

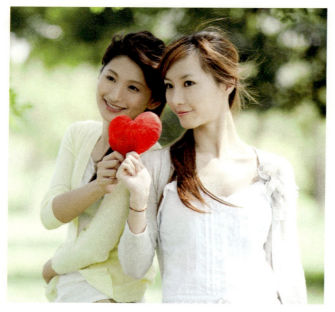

走神经。迷走神经降低心脏的兴奋性，使心率变慢。交感神经提高心脏的兴奋性，使心率加快。正常情况下，交感神经和迷走神经相互制约，从而使心脏处于适度活动状态，心率也保持在一个恒定的水平。一般人在白天活动时交感神经兴奋性强，心跳较快，而晚上睡眠时则迷走神经兴

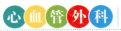

奋性强,心跳较慢。心脏的神经控制是由中枢神经系统来实现的。

体内的一些激素也调节着心脏的跳动,如肾上腺素和甲状腺素能使心跳加强加快。温度的高低也能影响心跳。温度升高时心跳加快,温度下降时心跳减慢。

在日常生活中,难免遇到一些令人发怒、激动和紧张的事情。每当此时,你可能会感到自己的心跳加速,甚至有心脏快从嗓子眼跳出来的感觉。这是为什么呢?这就是上面所讲的交感神经在发挥着作用,同时体内的一些激素分泌增加,如去甲肾上腺素和肾上腺素。这些激素和交感神经共同作用,人就会感到心跳加快、加强,血压也明显升高。如果你能很快稳定情绪,休息一段时间后,迷走神经抑制了交感神经的活动,体内的一些激素分泌减少,心跳和血压就慢慢恢复正常。因此对于正常人来说,经常的紧张和过喜、过悲的情绪,是患心血管疾病的重要诱因。

跳动的心脏需要加油吗

发动机用久了需要充电,汽车跑远了需要加油,心脏跟随我们跳动了几十年,本身也需要营养、能量和氧气,那么它需要加油吗?谁给它加油呢?

冠状动脉是心脏的"加油站"。

冠状动脉由主动脉发出,在心脏表面行走,并发出许多小的分支进入心肌,在心肌中形成丰富的毛细血管网,供给心肌血液、能量和氧气。冠状动脉分为左冠状动脉及右冠状动脉两支,左冠状动脉发出后分为两个主要分支:前降支和回旋支。右冠状动脉、前降支和回旋支是冠脉系统的主要血管,如同长江黄河灌溉全中国的土地一样,这3支血管供应了心脏大部分的血液需求。

心脏在人的一生中不断地工作,工作量巨大而且永不停歇,它需要大量的氧气和能量,并且要求持续不断。心脏本身的能量储备非常小,当心脏工作量加大如运动时,心脏需氧量的增加只能依靠扩张冠状动脉、增加冠状动脉血液量来满足。因此,当冠状动脉管腔狭窄时,增加运动而不能相应增加冠脉血流量,就容易造成心

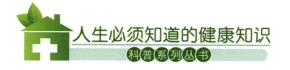
肌缺血缺氧，出现心绞痛甚至心肌梗死。这就是平时我们所说的冠心病。

到底冠状动脉为什么会得病呢？怎样才能预防冠心病的发生呢？本书"冠心病"篇将会给您详细的说明。

心脏跳累了会休息吗

学校开设了自然课，康康听得兴趣盎然。老师说人要活着心脏就要跳动，如果心脏不跳了，人也就要死了。康康害怕极了，回到家后向妈妈哭诉："妈妈，心脏跳累了会休息吗？我的心脏要是想休息了，它不跳了，我不就死了吗？妈妈，我不想死！"妈妈说："傻孩子，心脏是不会休息的，只要你做一个乖孩子，心脏就永远为你跳动。"

既然心脏总是日夜不停地跳动着，那么它是不是就总也得不到休息呢？

不是的！心脏既会工作，也会休息，可以说有张有弛，劳逸结合。心脏在每次收缩射血时的确消耗很大能量，那是"工作"，但收缩期后心脏自然地松弛而进入舒张期，就是"休息"。在一个心动周期中，按平均心率为每分钟75次计算，周期时间为0.8秒，其中心脏的收缩时间为0.3秒，舒张时间是0.5秒。由此看来，心脏的休息时间比工作时间还要长，这样心脏就得到了充分的休息。因为心脏具有"不应性"，在接受刺激而兴奋后，会有一段时间称为"不应期"，心脏对任何刺激不发生反应，这就为心脏的休息创造了条件。

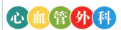

驿动的心总有一天会疲惫

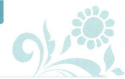

愿您做知"心"朋友
——基础知识篇

永动机是永远不会出现故障的吗

在前面我们也提到了心脏的工作量,一个人活到70岁时,他的心脏总共会跳近30亿次,泵到全身的血液共达2亿多升,可见心脏承受的工作量是多么的巨大!我们知道心脏是人体的永动机,生命不息,心跳不止。那么心脏这个永动机在我们的生命周期中就永远不会出现故障吗?

不是的!驿动的心总有一天会疲惫。

当我们承受着过多的压力,当我们持续着紧张的工作状态,我们的心脏总有一天会出现故障。当我们大口大口吃着油炸食品,当我们每天都吃着过咸的饭菜,我们的心脏总有一天会出现故障。当我们不控制血压,不控制血脂,对糖尿病置若罔闻,我们的心脏总有一天会出现故障。当我们一支一支地吸着香烟,当我们拖着肥胖的身躯闲卧在沙发床上不运动时,我们的

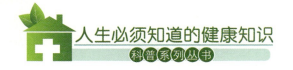
心脏总会有一天会出现故障。

心跳永不停歇，请用心爱护我们的心脏，才能永葆健康！

到底什么才是心血管疾病呢

晓萍大学毕业刚刚参加工作，最近时常感到心慌憋气，难受时长吸一口气后感到特别舒服，有时候还出现无力、头晕、多汗等症状。晓萍怀疑自己得了心脏病，到医院反复检查却总也找不到心脏病的证据。晓萍焦虑极了，晚上常常失眠，心里不停地在想"我要是得了心脏病可怎么办呀？"最后，医生终于给晓萍下了诊断：自主

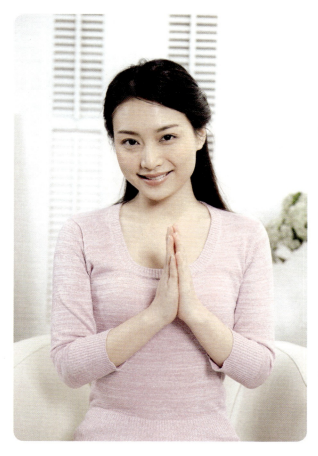

神经功能失常，又叫心脏官能症。医生叫晓萍加强体育锻炼，保持心情舒畅，很快晓萍的症状就消失了。一些青年人或者更年期的女性患者，常常自诉胸闷憋气，到医院反复检查和临床观察却不能发现器质性心脏病的证据，但是她们的症状非常明显，她们是心脏病吗？

张大爷刚刚退休，闲来无事的他经常在早上四五点钟起来晨练，最近还迷上了快步走。张大妈劝他："大冬天的那么早起来容易感冒，要不咱们晚点儿再去锻炼？吃完早饭，八九点钟太阳也升起来了，暖洋洋

的锻炼多好呀!"张大爷不听,还是照常锻炼,可是最近他经常感到胃部不舒服,腹胀、还有一股火辣辣的感觉。张大爷没有在意,以为是年轻时饮食不规律造成的胃病。一天早上5点钟,外面大雾,张大爷坚持锻炼,刚出门深吸了一口冰冷的空气便一头栽倒在地上,再也没有起来。110的医生说张大爷得的是急性心梗,症状不典型,表现为胃部不适。张大妈很是奇怪,张大爷平时没有心脏病的征兆呀,这是心脏病吗?

根据《国际疾病分类》第9版(ICD-9)规定,心血管疾病主要包括高血压病、冠心病、肺心病、风湿热、慢性风湿性心脏病及动脉粥样硬化、栓塞等。同时心血管疾病也包括先天性心脏病在内。心血管病是许多国家和地区的主要疾病,不同地区心脏病的种类也有不同:经济水平和卫生保健水平较高的地区冠心病和高血压的患病率偏高,经济欠发达地区由于卫生保健条件所限,患风湿性心脏病和先天性心脏病的比率偏高。心血管疾病已经成为大多数西方国家中老年人的主要死亡原因,美国国家健康统计中心公布的数据显示,患心脏病死亡的人数占该国总死亡人数的35%,其中冠心病死亡占24%,居人群死亡原因之首。我国最近的数据也显示心血管疾病已经成为威胁城乡居民生命健康的首要疾患。

心脏病的种类很多,表现也各异,为了更好地认识什么是心脏病,请跟随我们一起来了解心脏病吧!

心有余而力会不足吗

李大姐刚刚过40岁,年轻的时候得过风湿性关节炎,最近心脏一直不好,时常感觉心脏突突跳得厉害,工作起来也没有力气,双腿发软,脚踝的地方还有些水肿。李大姐觉得有劲使不出来,就去看了医生。医生听了听心脏,然后做了心脏彩超,最后说李大姐得的是风湿性心脏病,现在已经心功能不全、心衰了。

虽然心跳永不停歇,但心脏也会有力不从心的时候,心脏没有足够的力量把身

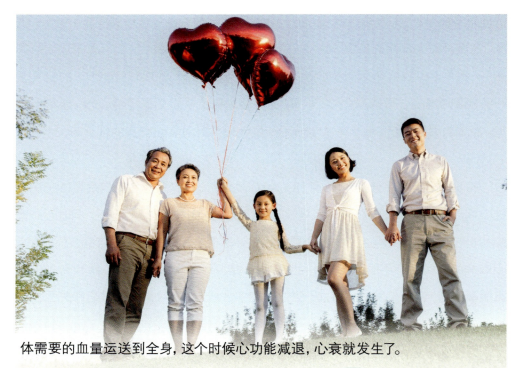

体需要的血量运送到全身，这个时候心功能减退，心衰就发生了。

每种心血管疾病都会根据疾病的进程影响到心功能，医生常常根据症状来判定患者的心功能状态。目前临床上通常把心脏病的心功能分为4级。

Ⅰ级：患者可自由活动，能从事一般体力活动。

Ⅱ级：患者体力活动轻度受限。休息时无症状，但从事一般体力活动时即可出现心悸、气短、呼吸困难等症状。

Ⅲ级：患者体力活动明显受限。休息时无症状，但轻微体力活动时就会出现心悸、气短、呼吸困难等症状。

Ⅳ级：患者体力活动严重受限，不能做任何体力活动，即使在休息时也有心悸、气短、呼吸困难等症状，并出现心功能不全的体征。

根据心功能的分级可决定患者的活动量。在心功能Ⅰ级时，不限制一般的体力活动，但必须避免重体力活动。在心功能Ⅱ级时就要适当限制一般体力活动，避免

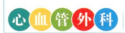

较强的运动。在心功能Ⅲ级时，要严格限制一般的体力活动。在心功能Ⅳ级时，就要绝对卧床休息，但必须坚持动静结合。

呼吸困难也会是心脏病吗

经过一段时间的治疗，李大姐感觉好多了，就继续去上班了。年终了，各项总结比较多，李大姐有些招架不住。一开始觉得一活动就胸闷憋气、呼吸困难。由于工作忙，李大姐没放在心上。过了一段时间，李大姐经常在晚上憋醒，枕头也越垫越高，有时候还需要趴着才能睡着。李大姐以为自己的肺发生了问题，结果医生说："大姐呀，您现在是左心功能不全，左心衰了。"李大姐不明白，怎么呼吸困难也是心脏病吗？

左心功能不全的发生是由于肺循环瘀血所致，因此，左心衰的表现以呼吸困难为主。程度较轻时主要表现为劳力性呼吸困难，继而出现夜间阵发性呼吸困难，最后发展为端坐呼吸。如果左心衰是急性发生，那么患者还可能出现粉红色泡沫样痰咳出。

当你出现呼吸困难时，除了要想到肺部疾病以外，一定要想到心脏疾患，特别是判断目前有没有左心功能不全的征象。

腿肿、肚子大也可能是心脏病吗

李大姐的左心衰得到了控制，能够平卧入睡了。一段时间后，李大姐的腿慢慢地肿胀起来，最先是脚踝，然后慢慢延伸至膝上。同时李大姐的肚子慢慢地挺起来了，吃饭也没有胃口。大家都以为李大姐怀孕了，但是到医院一查，并没有怀孕，而是心脏功能不全恶化了，右心功能不全。

右心功能不全的发生是由于体循环瘀血所致，因此右心衰的表现以腿肿、肝大、腹水等为主。

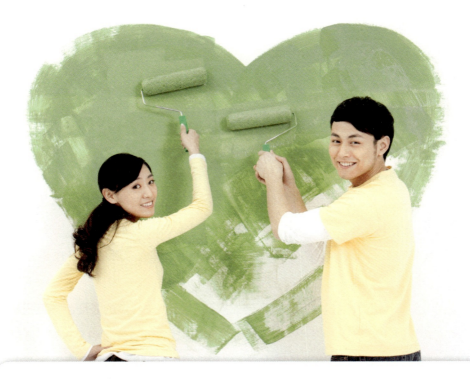

心脏"不小心走神"了怎么办

  心脏的激动起源于窦房结，窦房结相当于心脏跳动的"司令部"，引发的跳动依次下传至心房、房室连接处、房室束、左右束支及蒲肯野氏纤维和心室肌，使整个心脏激动。当激动的产生或传导发生异常时，就使心脏活动的频率和节律发生改变，称为心律失常。

  心电图是诊断心律失常的最好的、最简单的、最重要的、最有效的检查方法。如同乐队的乐谱，时高时低、时快时慢，时而变奏、协奏，一切均在曲谱上有所反应。同样，心电图即为心律失常患者心电的记录，通过全面地阅读心电图，特别是发作时的心电图，可以初步判断患者的基本心律是正常的窦性心律，还是某种异常类型的心律失常。

"我的心很痛"，你是一个容易受伤害的人吗

"我的心很痛"，影视节目中常见到老年人激动、愤怒时，出现痛苦表情，以手捂胸，继以伏案或趴下的镜头。导演的用意是告诉观众：剧中人心绞痛发作。

心绞痛是因为心脏一过性的短暂心肌缺血所致。由于心肌缺血、缺氧，积聚过多的无氧代谢产物刺激心脏自主神经末梢产生疼痛感受。心绞痛发作是严重心脏病的一种表现，如不及时就诊会危及生命。如何诊断冠心病，如何预防、治疗冠心病，详情请大家参见"冠心病"篇。

生下来心脏是个"半成品"怎么办

先天性心脏病是一种小儿常见疾病，发病率较高。根据国外有关文献报道，其发病率占存活婴儿的0.4%～0.8%。在胚胎发育时期，由于心脏及大血管的形成障碍而引起的局部解剖结构异常，或出生后应自动关闭的通道未能闭合（在胎儿属正常）的心脏，称为先天性心脏病，即"半成品"。得了先天性心脏病怎么办? 请大家阅读"先天性心脏病篇"。

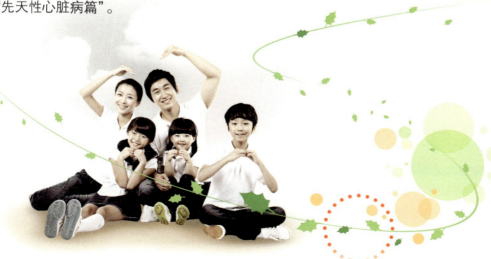

"心灵"的重生

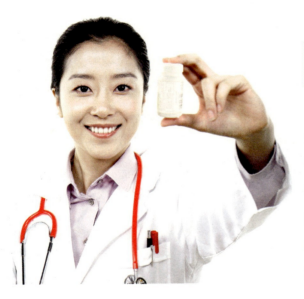

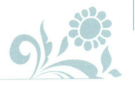

心脏病仅仅依靠药物治疗不行吗

在众多心脏病中，很多具有器质性病变的疾病是不能仅用药物治疗的。药物治疗只能作为一种缓解症状，延缓疾病发展速度的手段。而从根本上解决心脏的器质性病变，则需要外科手术的治疗。

什么情况下需要心血管外科医生的帮助

我国有400多万先天性心脏病患者，其中有2/3的儿童未能得到诊治。在这些病例中，房间隔缺损、室间隔缺损、动脉导管未闭、法洛四联症4类疾病占有绝大比例，前3类疾病中还有一定比例的患儿具有自愈可能，不能自愈的及各种复杂的先天性心脏病需进行外科手术治疗。

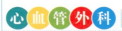

风湿性心脏瓣膜病也称慢性风湿性心脏病、风心病,是指急性风湿性心脏炎后遗留下来的以心脏瓣膜病变为主的一种心脏病。在外科成人心血管疾病中,风湿性心脏瓣膜病约占40%,女性多于男性。风湿性心脏瓣膜病常累及二尖瓣,有时同时累及主动脉瓣,当药物不能控制其病变时,必须进行手术治疗。

冠心病是冠状动脉粥样硬化性心脏病的简称,是冠状动脉粥样硬化致血管阻塞并导致心肌缺血缺氧引起的心脏病。近年来,随着我国人民的生活水平不断提高,饮食结构也在发生改变,直接导致了冠心病的发病率不断上升,冠心病成为危害人们健康的最常见的疾病之一。 冠心病的治疗手段通常有药物、介入、手术治疗,应根据不同的病情选择不同的方法,以达到最佳的远期效果,以及最佳生存质量。

愿您成知『心』朋友
——基础知识篇

心血管外科医生真的有"三板斧"吗

很多人在患了心脏病之后不知该选用哪种治疗方法作为首选,下面我们来简单了解一下。

药物治疗:这是治疗心脏病的基础,很多疾病用药物早期治疗就能取得很好的效果。

介入治疗:最常见的就是冠心病支架植入术,其次一些简单的先天性心脏病也可用介入治疗,但是应该掌握严格的适应证。

手术治疗:最常见的如复杂先天性心脏病,另外就是比较严重的冠心病可能需要开刀做搭桥手术,以及风湿性心脏瓣膜病变等,还有一些更严重的心脏病,比如终末期心脏患者的手术治疗——心脏移植等。

心脏手术真的那么可怕吗

现代外科学奠基于19世纪40年代,其后便进入飞速发展期。但心脏外科学却直到近100年以后才逐步得到发展。尽管人类历史上第一次成功的心脏手术是

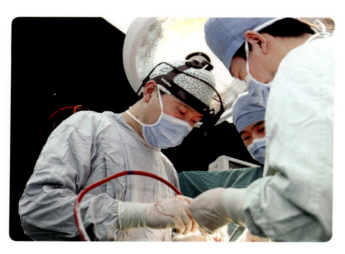

在1897年，由Ludwig Rehn第一次尝试缝合心脏伤口获得成功，但在国际上直到20世纪30年代，心脏外科才开始逐步发展起来。我国心脏外科在20世纪40年代尚处于萌芽状态，直到1949年，中华人民共和国成立后，心血管外科在20世纪五六十年代初期得到了迅速的发展。在中国眼下一些常见的心脏病手术，瓣膜修复手术、先天性心脏病手术等已经成为了常见的手段。心血管外科相对于其他的临床外科来讲是一个新兴学科，近30年来这个学科得到了非常快速的发展，心脏手术已经走近很多心血管患者成为了治疗的最有效的方式。心血管外科是需要精雕细琢的学科，任何一个环节都需要严谨。从麻醉、手术、体外循环、术后康复，任何一个环节不够都可能会导致治疗的失败。心脏是人体的动力泵，给心脏做手术，让人们难以接受，有恐惧感是很正常的。这种恐惧有来自传统观念的影响，也有对手术过程和方法的不了解，实际上心脏外科手术是在科学安全的基础上进行的，心脏手术并没有那么可怕。

心脏手术当中心脏真的不跳了吗

"暂时的停止，是为了更好的前行"。心脏手术的成功得益于体外循环的建立。

体外循环是指应用人工管道将人体大血管与人工心肺机连接，从静脉系统引出静脉血，并在体外氧合，再经血泵将氧合血输回动脉系统的全过程，又称心肺转流。

体外循环主要由血泵、人工肺、各种插管、滤器及各种辅助装置组成。体外循

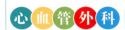

环的工作原理是利用血泵和人工肺替代心脏和肺脏，维持心脏停搏期间的气体交换和血液供应。

体外循环技术让心脏暂时停止跳动，却保证了手术的顺利进行。正是由于体外循环技术的迅速发展，也使心血管外科近些年有了迅速进步。

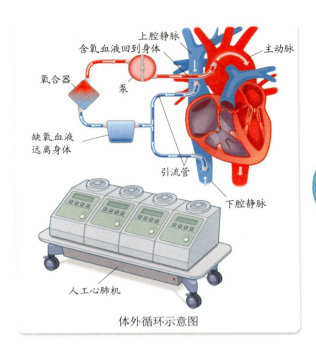

体外循环示意图

愿您倍知『心』朋友
——基础知识篇

做完手术我的心脏还能和原来一样吗

对于先天性心脏病患儿，只要做好早期诊断，及时治疗，绝大部分先天性心脏病都能通过手术彻底根治，术后能和正常人一样生活、工作。

对于后天性心脏病患者，如进行了换瓣、搭桥手术，若恢复良好，1周后便能出院。一般术后1~2个月能胜任轻便工作，3~4个月基本能复原，中度体力活动完全可以耐受。心脏手术对于长期心功能不全，及心肌缺血反复发作的患者其效果用"立竿见影"来形容术后效果是一点也不过分的。

现在了解自己心脏的基本知识了吧？为了我们的健康生活，从现在开始，让我们开始一段心血管疾病的奇妙之旅，出发吧！

（本章编者：马 浩）

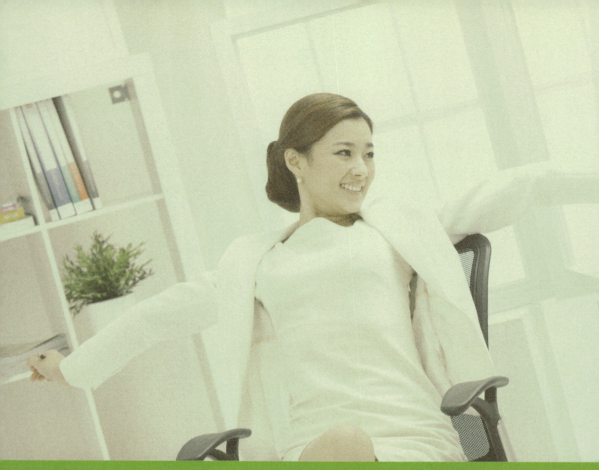

"XIN" DE QIDIAN
—— XIANTIAN XING
XINZANGBING PIAN

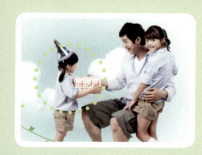
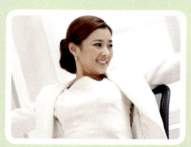
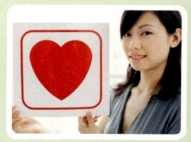

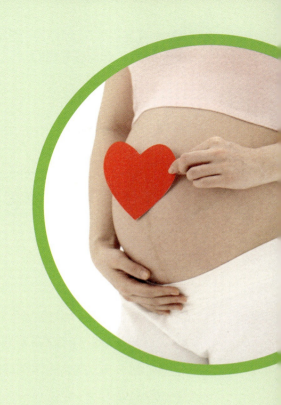

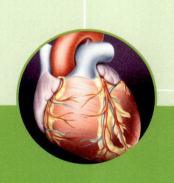

"心"的起点
——先天性心脏病篇

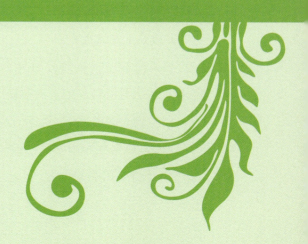

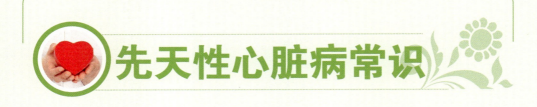
先天性心脏病常识

什么是先天性心脏病

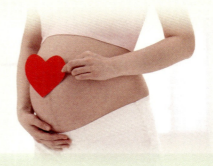

在人胚胎发育时期（怀孕初期2~3个月），由于心脏及大血管的形成障碍而引起的局部解剖结构异常，或出生后应自动关闭的通道未能闭合（在胎儿属正常）的心脏，称为先天性心脏病。

先天性心脏病的病因是什么

心脏病是遗传和环境因素等复杂关系相互作用的结果，下列因素可能影响到胎儿的发育而产生先天性畸形。

（1）胎儿发育的环境因素

感染：妊娠前3个月患病毒或细菌感染，尤其是风疹病毒，其次是柯萨奇病毒，其出生的婴儿先天性心脏病的发病率较高。

其他：如羊膜的病变，胎儿受压，妊娠早期先兆流产，母体营养不良、糖尿病、苯酮尿、高血钙，放射线和细胞毒性药物在妊娠早期的应用，母亲年龄过大等均有使胎儿发生先天性心脏病的可能。

（2）遗传因素：先天性心脏病具有一定程度的家族发病趋势，可能因父母生殖细胞、染色体畸变所引起。遗传学研究认为，多数先天性心脏病是由多个基因与环境因素相互作用而形成。

（3）其他：有些先天性心脏病在高原地区较多，有些先天性心脏病有显著的男女性别间发病差异，说明出生地海拔高度和性别也与本病的发生有关。在先天性心脏病患者中，能查到病因的是极少数，但加强对孕妇的保健，特别是在妊娠早期积极预防风疹、流感等风疹病毒性疾病和避免与发病有关的一切因素，对预防先天性心脏病具有积极意义。

先天性心脏病的发病率

先天性心脏病患病率可因地域而有所不同。在国外出生存活的婴儿中，先天性心脏病发病率约6.8‰。我国每年出生的婴儿7‰~11‰患先天性心脏病，可谓常见的先天性疾病。

先天性心脏病遗传吗

目前公认，约90%的先天性心脏病是由遗传加环境相互作用共同造成的。许多人认为，先天性心脏患者手术后就和正常人一样了，生孩子没有危险，这种看法很不全面，他们只注意了心脏的承受能力而忽视了疾病的遗传性。所以，要想全面了解先天性心脏病对结婚及生育的影响，可以到指定的婚前检查单位，也可以到心脏病专科去做检查，如做一下心脏彩色B超，根据自己心脏病的类型，听一听医生的建议，进行遗传咨询。

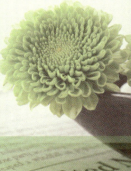

如何预防先天性心脏病的发生

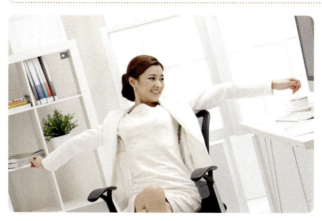

（1）虽然先天性心脏病的病因尚不十分明确，但为了预防先天性心脏病的发生，应注意母亲妊娠期特别是在妊娠早期保健，如积极预防风疹、流行性感冒、腮腺炎等病毒感染；避免接触放射线及一些有害物质；在医生指导下用药，避免服用对胎儿发育有影响的药物，如抗癌药、甲苯磺丁脲（甲糖宁）等；积极治疗原发病，如糖尿病等；注意膳食合理，避免营养缺乏；防止胎儿周围局部的机械性压迫。总之，为预防先天性心脏病，就应避免与发病有关的一切因素。

（2）在怀孕早期（3个月之前），尽量别在电脑前、微波炉等磁场强的地方坐太长时间。因这时的胎儿还不稳定，各个器官还正在成形阶段，很可能造成孩子先天性心脏病。

（3）不要接触宠物，因宠物身上的细菌及微生物也可能造成孩子先天性心脏病。

心血管外科简史

1897年，德国的Rehn成功地为一位心脏外伤的患者进行了缝合。

1913年，Rehn施行了心包剥脱术。

1925年，Henry Souttar经左心耳二尖瓣狭窄交界分离术。

1938年，R.E.Gross（USA）施行了动脉导管未闭结扎术，开了手术治疗先天性心脏病的先河。

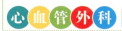
1944年，A.Blalock在著名的心脏病学家Taussing的建议下，为一例重症法洛四联症患者施行了锁骨下动脉—肺动脉吻合术（B–T分流）。从而创造了一个经典的姑息手术方式，一直沿用至今。

1953年，Henry Swan推出低温麻醉方法在直视下修复房间隔缺损。

1953年，John Gibbon创造的人工心肺机正式投入临床使用，为一位小姑娘施行了房间隔缺损修补术。

心血管外科的治疗范围

心血管外科的治疗范围涉及心脏、心包、大血管任何异常的解剖病变，如破裂、缺损、闭锁、连接错位等，并且涉及协助其他科室完成手术，如行静脉旁路术以利其间器官的手术操作。心血管外科是一门综合多个领域的复杂学科，是涉及部门很多的科室之一，堪称医界重工！

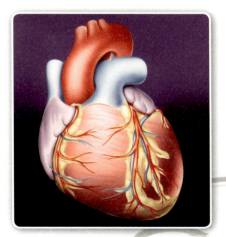

心脏的外观

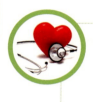

心眼多好
还是心眼少好

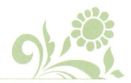

什么是分流型先天性心脏病

前面说过，心脏血管是泵血，走血的，心脏就是泵，血管就是道，道有道的规矩。就像打仗，有两个城池要攻占，本来兵分两路，可是出了一条岔道，有一部分兵力从第一支队伍中分出去了，加入了第二支队伍。会出现什么结果？第一支队伍分散了，兵力减弱了，它所攻打的城池肯定是打不下来。那另一个城池呢？您问，该攻下了吧？第二支队伍有了那些岔道过来的兵力的加入，很庞大！打仗肯定是赢了，可是，那个小小的城池容不下这么多金戈铁马。当兵的，一个个年轻力壮，虎背熊腰，能吃能喝，这个小城池，没这么多饭哪！结果，挨饿，就得去和老百姓抢吃的，抢喝的，这就不好了。

例子举完了，言归正传。

分流型先天性心脏病就是这样：好好的往身体里输送的血，有很多进到肺里去了，那身体里的自然就不够用了，身体里的血是干什么的？长身体的呗，长抵抗力的呗，不够用了，会怎样？那就个子矮，抵抗力差，爱感冒。那您问，很多血都跑到肺里了，那肺不就成长得很茁壮了吗？不是，肺像什么您知道吗？在身体里，就在胸腔里那么一块，和整个身体比起来，它真是没多大地方，进去很多很多血，它就受不了了，像一块被水泡淹了的海绵，稍微一活动就往外冒水泡！哪里有压迫哪里就有反抗！时间长了肺也不干了！它要拒绝这么多"不速"之血，它要收缩，它要升高压力，升啊升啊的，好了，压力是高了，结果该进去的血也进不去喽。肺在咱们身体里是管喘气儿的，要把外面的氧气拿到身体里的血里面，可是该进去的血进不去了，就呼吸困难了呗。就成了这种疾病的晚期，失去了手术的机会，称为"艾森曼格综合征"。

常见的左向右分流型先天性心脏病有房间隔缺损、室间隔缺损及动脉导管未闭。常见的右向左分流的先天性心脏病有法洛四联症。

（1）什么是室间隔缺损。室间隔缺损指室间隔在胚胎阶段发育不全，形成异常交通，在心室水平产生左向右分流，它可单独存在，也可是某种复杂心脏畸形的组成部分。室缺是最常见的先天性心脏病，约为先天性心脏病总数的20%。根据缺损的位置，可分为4型：膜周部室间隔缺损、干下型室间隔缺损、嵴内型室间隔缺损、肌部室间隔缺损。

（2）什么是房间隔缺损。房间隔缺损是左右心房之间的间隔发育不全遗留缺损，造成血流在心房之间相通的先天性畸形。房间隔缺损是先天性心脏病中很常见的一种病变。房间隔缺损多发于女性，与男性发病率之比约为2:1。根据胚胎学和病理解剖，分为两大类，即原发孔缺损和继发孔缺损，后者远较前者多见。根据房缺的部位不同，可分为4类：上腔型、下腔型、中央型、混合型。

（3）什么是动脉导管未闭。动脉导管未闭是小儿先天性心脏病常见类型之一，占先天性心脏病发病总数的15%。动脉导管是连接主动脉和肺动脉的一根血管。动脉导管在胎儿期处于开放状态，是血液循环的重要通道；出生后，大约15小时即发生功能性关闭，80%在生后3个月解剖性关闭；1年后，在解剖学上应完全关闭。若持续开放，并产生病理、生理改变，即称动脉导管未闭。根据未闭动脉导管的大小、长短和形态，一般分为3型：①管型。导管长度多在1厘米左右，直径粗细不等。②漏斗型。长度与管型相似，但其近主动脉端粗大、向肺动脉端逐渐变窄。③窗型。肺动脉与主动脉紧贴，两者之间为一孔道，直径往往大。

（4）什么是法洛四联症。法洛四联症是最常见的发绀型先天性心脏病，因Fallot

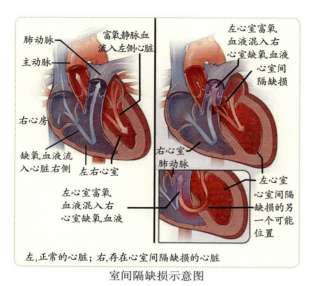

左，正常的心脏；右，存在心室间隔缺损的心脏

室间隔缺损示意图

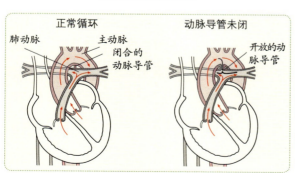

左，正常的心脏；右，存在心室间隔缺损的心脏

房间隔缺损示意图

动脉导管未闭示意图

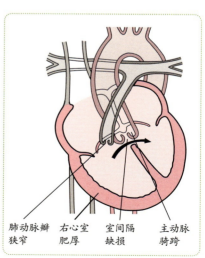

法洛四联症示意图

首先描述而得名，又称发绀四联症。本病包括室间隔缺损，肺动脉狭窄，主动脉前移（骑跨于缺损的心室间隔上）和右心室肥厚4种病变，因此被称为四联症，其中前两种畸形为基本病变。只有心室间隔缺损、肺动脉狭窄和右心室肥大，而无主动脉骑跨的患者，被称为非典型的法洛四联症。发病率约占先天性心脏病的11%~13%，男女比例相仿。

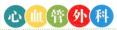

怎样才能知道孩子患有 分流型先天性心脏病

如果看到孩子感冒不容易好，或者是别的孩子感冒，咱的孩子感冒，别的孩子不感冒，咱孩子还感冒；别人孩子看起来正常，咱孩子看起来胸前鼓鼓的，用手摸感觉一跳一跳的挺有劲儿，离近了听好像还"呼……呼……"地响。别的孩子长个儿，咱孩子不长，别的孩子长胖，咱孩子瘦。当然，如果你和他爸或他妈妈都瘦，个儿也都小，那有可能是遗传，但是如果孩子发育得不像爸妈，应该怀疑先天性心脏病。怀疑归怀疑，别过分担心，去医院做个超声心动图检查可以明确很多问题。有了病就治，现在绝大多数的先天性心脏病都是可以治愈的。

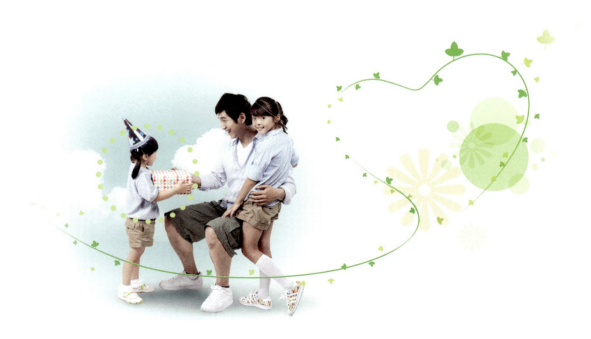

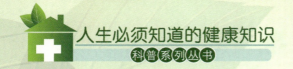
分流型先天性心脏病怎么治疗

（1）不需手术。有的孩子很小时体检就发现心脏病——室缺、动脉导管、房缺，如果孩子精神、饮食、睡眠都好，也不爱生病，有玩儿有闹的，超声也显示缺损不大，暂可以观察，有的缺损可以变小直至闭合，有的小型缺损——比如小房缺、卵圆孔未闭，带在身上一辈子也没事，不需手术，什么也不会影响。

（2）择期手术。缺损的大小，由小到中等，症状轻，无肺动脉高压，而肺血流：体血流在2∶1左右。在随访中，心脏杂音、心电图和胸片变化不大者，可等到学龄前施行手术；如在观察期间，肺动脉压升高，心脏杂音变短，心尖区舒张期杂音变低或消失者，应提早手术。当然，这些靠家长自己很难发现，都是靠医生去告诉您，所以，听医生的。

（3）早期手术。更大一些的缺损，分流就要大了，就像刚才说的，往肺里跑的血多了，长此以往，肺保护性地收缩，最后至不可逆的肺血管基底膜增生，导致肺高压，这样，该进肺里的血液进去不了，孩子就要缺氧，憋气，活动能力明显差。所以对这样的孩子，要早期手术，不要等到肺血管不可逆改变，错过手术机会。一般而言，2岁以前施行手术，肺血管都有恢复过来的机会。

（4）紧急手术。再大型分流型先天性心脏病的婴幼儿，心力衰竭症状重、靠持续吸氧及强心药物泵入维持循环的孩子，应尽早手术。单靠口服药物，输液打针是好不了的。继续拖延继续花钱，每次治疗心力衰竭、肺炎的钱也不少。就算家里有的是钱，心力衰竭、肺炎也不是都能治好的，反复心力衰竭，可能孩子就因某一次治不好就没了，拖延是在丧失手术机会。所以，这类大型缺损，应该早动手术。争取这次肺炎好了，调整一下一般情况，营养状态，就安排手术治疗。

总而言之，这类心脏病在心脏外科中算是手术方法比较简单，预后最好的一种了。

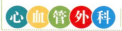

分流型先天性心脏病治疗以后能像正常孩子一样生活吗

可以这么说，这类先天性心脏病如在2岁以前手术治疗成功，都可以像正常孩子一样，参加个运动会之类的竞技体育也不是什么问题。但是如果拖延了病情，肺动脉高压已经部分不可逆，那术后肺动脉高压可能仍要维持在较高水平，一般工作生活没有问题，可是重体力劳动就要受限了。

总之，这类先天性心脏病100%有机会根治，就看就诊的早晚了。

什么是闭锁型先天性心脏病

如果您需要去办个事儿，开车去，上了四环，堵了，怎么办? 事情必须得办，只好从别的道儿绕，其他的道儿窄，还绕远儿，没办法，只能那么走了。结果怎么样? 费油、耽误时间、心情烦躁，导致事情还没办好。

闭锁型的先天性心脏病就是这样: 本该有的一个大的通路不存在，从其他的旁门左道的血管走，又慢，又达不到良好的效果。心脏做功增加，就像汽车费油一样。

肺动脉闭锁、三尖瓣闭锁等功能性单心室疾病都属于这一类。

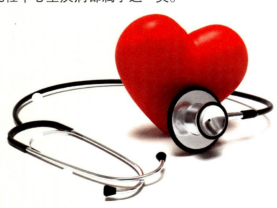

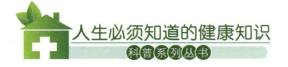
怎样才能知道孩子患有闭锁型先天性心脏病

　　这类患儿100%都有发绀症状。发绀就是血液里面的氧气少了以后在皮肤及黏膜看到的青紫表现。不哭嘴唇都紫，哭闹的时候基本就黑了。并且发育很差，抵抗力也差，易哭闹，不好喂养。如果您觉得孩子有上述症状，应该去医院就诊，做个超声心动图明确一下。再有就是，心脏病的症状没有很强的特异性，就是说很多类型的心脏病都可以有相同或相似的外在表现。所以最好还是去医院，不要自己瞎嘀咕。

闭锁型先天性心脏病怎么治疗

　　基本来说，这类心脏病的治疗方法比较复杂，并且预后也不是很满意。闭锁型先天性心脏病一般都伴有心室发育不全，不论是房室瓣闭锁还是动脉瓣闭锁。可以这么理解：闭锁的后面没有血液通过，后面的心室得不到锻炼，自然发育不良。如果闭锁位于心室后面，心室反复收缩血液仍无法通过，会导致心室肌肉肥厚、心室

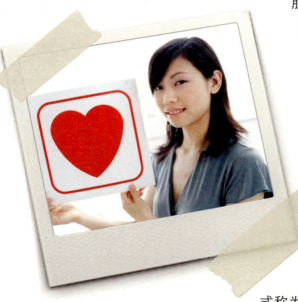

腔内容积狭小。总之，相当于只有一个正常的心室，那一个心室干两个心室的活，肯定干不好，如果要修，目前还没有很好的办法给他人工加一个心室，只能把比较轻的那份活儿搁置，让他专心干自己的活儿。这个手术叫Fontan手术。

　　Fontan是个人名，为了纪念他在这种术式上的成就，就将这种把体静脉越过右心房、右心室而直接连接到肺动脉的术式称为Fontan手术。但是并不是每个闭锁型

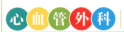

心脏病患者都有机会接受这种手术，如果年龄大，肺受异常血流影响时间长而发生了不可逆转的肺动脉高阻力，就无法手术。所以，对于病还是早发现，早治疗。此术式的具体条件有：①肺动脉平均压力<2千帕（<15毫米汞柱），②肺血管阻力<4Wood 单位/平方米，③左心室喷射指数>0.6，④左心室舒张末期压力<1.6千帕（<12毫米汞柱），⑤二尖瓣无明显病变，⑥窦性节律。

Fontan术后应注意：①卧位：采用上半身抬高45°，下肢抬高30°的体位以利于腔静脉血进入肺动脉；②应用硝普钠、多巴胺或多巴酚丁胺静脉滴注以增强心肌收缩力、减少后负荷，防治低心排综合征；③补充大量血浆或白蛋白提高中心静脉压至16~20厘米水柱；④强心利尿治疗。

总而言之，这类心脏病在手术方法上说不算困难，但是不能达到生理解剖的状态，不像大部分分流型先天性心脏病那样可以变成完全正常的心脏。

闭锁型先天性心脏病治疗以后能像正常孩子一样生活吗

这种心脏病预后不好，不经治疗基本活不到10岁。如果进行Fontan手术，心脏功能也很难像正常人一样胜任体力工作，并且这种术式本身不符合正常的生理。因为老天爷给个右心房、右心室不是白给的，自然有它的用处，不用它，就少了一个泵，血液循环自然会受到或多或少的影响。并发症如①心律失常：心脏乱跳，不规则，影响射血。②低心排出量综合征：由于只有一个心室干活及其他原因导致的血液循环障碍，每个器官都需要血液，可是低心排时不能满足它们的需要，简单点儿就是血液不够用。③蛋白丢失性肠病：是Fontan术后的严重并发症之一，临床主要表现为持续性水肿、腹水、胸水、低蛋白血症。如出现，预后亦差。

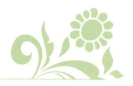

不要走错了路

什么是连接错位型先天性心脏病

和别人比赛时，走得慢或往前走10步往后退9步，那还算好的，因为咱毕竟在往前挪，别管快了慢了吧。可是如果终点在前面，咱往后走，可就差大发了，跑得越快离目标不越远吗？这就是道路选错了的问题的严重性。

连接错位型心脏病就是这样。拿其中的最简单的一种说起，完全型大血管转位，右心室的血本来该往肺动脉走，可是右心室却连接了主动脉，这样一来，血液就这么走了：右心室→主动脉→微循环→静脉→右心房→右心室，如此循环，右心房，右心室是干什么的？是往肺里打血的，目的是为了让用过的血在肺里重新携带氧气，以利再次利用，可如果连接错位了呢？您看上面这个循环，中间没有经过肺的过程，也就是说，一直不能携带氧气。一直不能携带氧气，那血还转来转去的也就没什么意义了是吧？所以，如果这种完全型大血管转位不合并个缺损型畸形，可就是凶多吉少了，除非一落生就紧急手术，否则没有活路。

完全型大血管转位、纠正性大血管转位中伴或不伴房缺、室缺的类型都属于这一类。

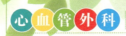

怎样才能知道孩子
患有连接错位型先天性心脏病

对于前面介绍的这种心脏病，应该在宫内就发现，也就是说，还没有生出来的时候，通过产前检查发现患儿畸形，这边生着孩子，那边心血管外科的医生就准备好手术了。如果能合并个缺损型畸形，孩子刚生下来不会马上死亡，但是周身发青，呼吸困难，心跳快，喂养困难。也就是说，您不可能一下看出来是那种病，只要记住一句话，孩子在合适的温度、空气并且安静状态下，嘴唇、皮肤发青是不正常的，发现这个就够了，就下一步交给医院了。话又说回来了，孩子表面看起来正常就能排除这种连接错位型的心脏病吗？不是，大家不都知道负负得正嘛，就是说连接错位一次，道儿走岔了，再错一次，嘿！又正过来了。但是这并不代表孩子是健康的，因为孩子的心脏正在两个岔道间用"小"心室干"大活儿"、"大"心室干"小活儿"，后者还则罢了，可"小"心室干"大活儿"，超负荷运转，那人家当"包身工"，早晚要崩溃。所以，对这种病也要警惕，最好的方法就是去医院做个心脏超声排查一下。

连接错位型先天性心脏病怎么治疗

这种病的治疗在心血管外科里算比较复杂，风险也较大的一种了，不是连接错了吗？那就把它们切下来，放到应该去的地方。说起来简单，实际上可没那么简单。比如术中的冠状动脉开口方向、长短，掉转后的左心室流出道梗阻等，有的情况需要调整术式，有的需要增加术式。其病死率在先天性心脏病中算比较高的。

不是所有有心血管外科的医院都能开展大血管转位的手术。这类手术的操作难度在心血管外科来说可以说是顶级的了。

"心"的起点
—— 先天性心脏病篇

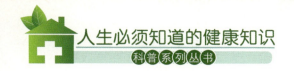
连接错位型先天性心脏病治疗以后能像正常孩子一样生活吗

根据目前的观察，远期生存率是比较满意的，但要根据术前具体的畸形复杂程度而定。术前畸形越简单、越少，术中越容易将其纠正至生理状态，术后效果自然也就越为满意。

什么是冠脉起源异常型先天性心脏病

让一个人干活，就得给吃的，很简单：人是铁、饭是钢，一顿不吃饿得慌；吃饱了才能干活儿。大家都有这种体会，能干的人大部分都是能吃的，因为能量够啊。但是如果给他吃消化过、营养被吸收完的东西，是什么？就不用说了，怪恶心的。我的意思就是给他吃没有营养的东西，他就没有力量，就干不好活儿。

冠脉起源异常的心脏病就是这样，也属于走错了路的一种，第一章讲过，冠状动脉是给心脏供血的，它起源于主动脉。主动脉的血里面含有什么？含有氧气、能量，并且血流可以带走心脏产生的废弃物质。如果它起源异常，一般是起源于肺动脉，肺动脉里面可没有足够的氧气。肺动脉里的血是要到肺里去找氧气的。可是冠状动脉起源于肺动脉，就导致了肺动脉里没有足够氧气的血供给需要持续干活儿的心脏。心脏干活的效率就可想而知了。

冠状动脉起源于肺动脉、右心室流出道都属于这类疾病。

怎样才能知道孩子患有冠脉起源异常型先天性心脏病

有这种心脏病的孩子出生后就会出现很明显的症状。生后2~3个月，随着肺血

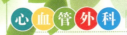

管阻力下降，症状加重。典型表现包括心力衰竭伴气短、喂养困难、多汗、心动过速。这很容易就会让您发现这是个不正常的孩子。所以一出现这种情况，尽早把孩子带到医院去检查，就一切都明白了。

冠脉起源异常型先天性心脏病怎么治疗

怎么治疗？还是手术。具体的手术方法不做解释了，原则就是把冠状动脉从肺动脉上分离下来，通过各种方法连接到体循环上，从而使冠状动脉里的血从体循环来，保证有充足的氧气供应给心脏。这类手术在操作上不是很难，术后也恢复较快，病虽少见，发病早，病情也重，但是及时治疗的话效果还是很令人满意的。

冠脉起源异常型先天性心脏病
治疗以后能像正常孩子一样生活吗

大宗病例报道很少。有报道手术病死率为14%，很可以接受，因为，不接受手术的话，病死率将是100%。远期效果较好，左心室功能大部分正常，除了少数病例左心室扩张及阶段性缺血持续存在。

总而言之一句话，先天性心脏病只要及早发现，适时治疗，绝大多数都可以取得很满意的效果。而且，多发病、常见病一般是简单畸形，这类畸形手术后可享受完全正常人的生活质量。

最后，祝天下父母都有健康的孩子，祝已经不健康了的孩子都能得到有效的治疗。

（本章编者：杨 尧）

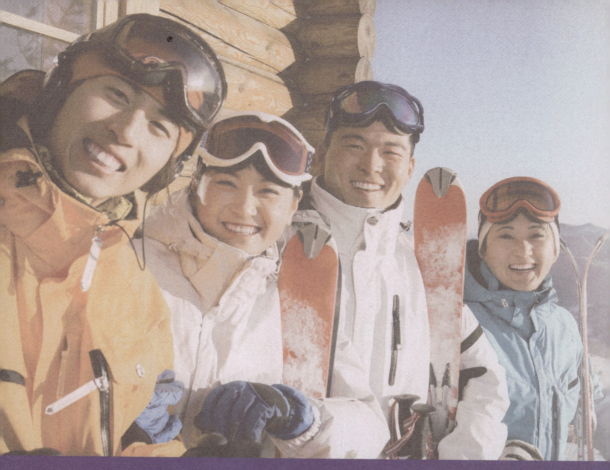

GUANGAI XINTIAN DE SHUILI SHUNIU
——GUANXINBING PIAN

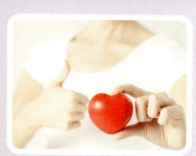
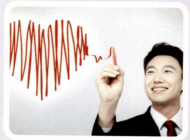
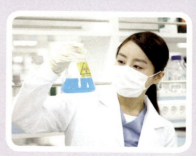

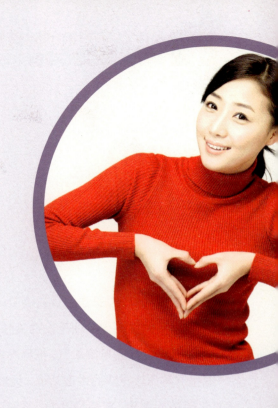

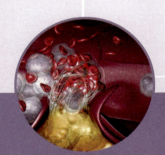

灌溉心田的水利枢纽
——冠心病篇

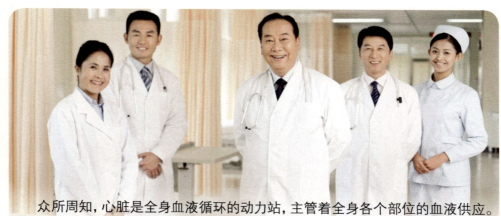

众所周知，心脏是全身血液循环的动力站，主管着全身各个部位的血液供应。血液循环的主要作用就是以血液作为运载工具，通过吸收从食物中吸取的营养物质和从肺吸取的新鲜氧气，把静脉血变成动脉血，输送到人体各个器官、组织和细胞，供其完成重要的生理功能。经过组织或细胞利用后，产生的废物及呼出的二氧化碳进入血液，成为静脉血，再通过血液携带到肺、肝、肾、皮肤等器官和组织排出体外，以保证身体各部分新陈代谢不断进行。心脏不停地跳动，本身也需要营养、能量和氧气，也要排出代谢的废物，因此心脏也有一套为自身供应营养、排出废物的管道系统，我们把这套管道系统称为灌溉心田的水利枢纽。由于供应心脏血液的动脉系统及其分支在心脏表面行走，所形成的网络，外观犹如一顶皇冠戴在心脏上，所以被称之为冠状动脉。冠状动脉起源于主动脉根部，分为左冠状动脉及右冠状动脉两支，在心脏表面行走，并分出许多小支进入心肌。小支血管在心肌中形成丰富的毛细血管网，供给心肌血液。左冠状动脉主要供应左心室前壁和侧壁，其主要分支是左前降支和左回旋支。右冠状动脉主要供给左心室下壁、后壁和右心室。两者还有丰富的吻合支。冠状静脉与冠状动脉并行，最后经冠状静脉窦汇合入右心房。由于心肌的能量储备非常小，当心脏工作量加大，如运动时，心肌需氧量的增加只能依靠扩张冠状动脉，增加冠状动脉血液量来满足。因此，当冠状动脉管腔狭窄时，增加运动而不能相应增加冠脉血流量，就容易造成心肌缺氧，出现心肌缺血或者心绞痛。

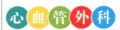

算算您得冠心病的概率有多大

冠心病是多种致病因素长期综合作用的结果。大量的流行病学资料和实验室研究表明，血胆固醇过高、高血压、吸烟、糖尿病和过度肥胖，是冠心病的主要危险因子。分别具有这些主要危险因子中一、二、三项的人，其冠心病发病率和病死率与没有这些因素的人相比要高2、4、8倍。控制某些因素后，冠心病的发病率及病死率会相应下降。国外有人用猪进行动物实验，给予高脂饮食数月后即出现与人类相似的动脉粥样硬化病变。尔后再换以低脂饮食，数月后动脉粥样硬化病变出现逆转、减轻，甚至消退。近十多年，西方国家大力控制这些危险因素，使冠心病的发病率和病死率明显下降。此外，体力活动过少、缺乏体育锻炼、精神紧张、A型性格以及有冠心病家族史者和更年期以后的妇女都易得冠心病。

年龄与冠心病的情谊有多少

年龄因素是较为明显的冠心病的危险因素。各种危险因素的不断积累，对机体的损伤也不断积累，当积累到一定程度就表现出临床症状。年龄因素又是各种危险因素致冠心病死亡的重要影响因素。高龄心肌梗死患者急性期病死率显著升高。

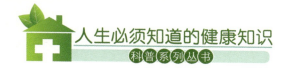
你了解肥胖与冠心病的关系吗

肥胖是当今社会令人头痛的问题。美国人寿保险和流行病学的资料表明，肥胖有增加冠心病的危险。Framingham 心脏研究证明，肥胖是心血管疾病独立的危险因子。50岁以后男性肥胖者心血管病的发病率是非肥胖者的2倍，在女性是2.5倍。

单纯体重数量并不能很好地反映肥胖的程度，体重指数或标准体重可以准确描述个体应达的体重。体重指数[体重（千克）/身高平方（平方米）]大于25称为超重，大于30称为肥胖；超过标准体重[标准体重（千克）＝身高（厘米）－105]的20%称为肥胖。

正常体重与超体重之间没有绝对明确的界限，但总的来说，体重较轻的人发生心血管病的危险性较小。体重与心血管病的关系不是单一的，因为体重与血压、血脂及体力活动均有关。如果将这些危险因素控制好，则单纯肥胖对心血管系统的威胁将不存在。换句话说，肥胖是通过这些危险因素起作用的。

大家看到发福的朋友往往好心地叮嘱："该减肥了，当心冠心病啊！"的确，肥胖者冠心病的发病率较高，尤其是短期内发胖或极度肥胖者发病率更高。据美国一项研究发现，超重35%以上者，冠心病患病率显著升高；另有人通过26年的观察发现，随体重指数的增高，心肌梗死、猝死、冠状动脉供血不足者也增多。胖人易得冠心病的主要原因有：

（1）高热量的饮食摄入习惯，使血脂、血压水平增高，冠状动脉粥样硬化形成加速并加重。

（2）过度的体重增加，使心脏负荷和血压均上长。

（3）肥胖后体力活动减少，妨碍了冠状动脉粥样硬化病变者侧支循环的形成。

减肥可以减轻伴发的高血压、高脂血症等危险因素，也可以减少心脏工作量，增加冠心病患者活动量。实践证明，控制体重可以改善除吸烟以外的大部分危险因素。有人观察了100名肥胖者减肥后，高脂血症、糖耐量异常都得到改善。以增加体力活动为手段的减肥还可使高密度脂蛋白升高，从而预防冠心病的发生。我国一位著名的医学专家曾经说过"人的古往今来与他的腰带成反比"，即在一定程度上腰带越长，寿命越短。所以人们也常说"有钱难买老来瘦"，都是这个道理。

减肥不可急于求成：治疗肥胖最安全、最方便的方法是控制饮食。超重和肥胖者应减少热量的摄入，但通过极低的热量摄入或完全饥饿以达到迅速减重的方法是不可取的，因为这样会引起蛋白质的丢失，影响机体的正常代谢。应将急于求成的心理引导到平时控制体重、尽量保持理想的体重上来。

灌溉心田的水利枢纽
——冠心病篇

冠心病的性别偏好是怎样的

性别是最为明显的冠心病的危险因素。根据世界各地的统计资料，冠心病的患病率一般男性高于女性。住院冠心病患者中男女差别显著，男：女=（2.5~5）：1，急性心肌梗死为4.75：1。这种男女差别主要发生在50岁之前。女性在50岁之前冠状动脉粥样病变较男性轻且进展缓慢，如果没有高血压、糖尿病、吸烟等危险因素，女性不容易得冠心病。50岁以后发展加快并迅速追上男性。女性患冠心病的年龄一般较男性晚10年。一般认为这种差别和女性激素的保护作用有关。给兔子注射大量雌激素，发现有推迟动脉粥样硬化形成和降血脂的作用。用乙烯雌酚治疗的冠心患者，血脂失常得到改善。女性绝经后这种保护作用明显减弱，所以冠心病的患病率明显上升。

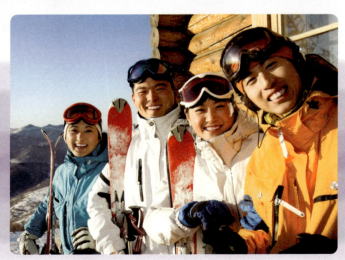

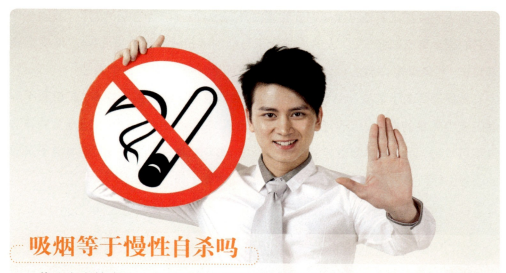

吸烟等于慢性自杀吗

作为心血管病的一个独立危险因素，吸烟对我国人群心血管病的致病危险仅次于高血压。吸烟超过20支/日者罹患心血管病的概率比不吸烟者高2~6倍。吸烟时间越长，危险越大。若及时戒烟，其发病率可随之下降。长期被动吸烟者所受的不良影响是主动吸烟者的80%~90%，所以应鼓励吸烟者尽早戒烟。

吸烟增加心血管病病死率：吸烟可以使所有人罹患冠心病的危险性增加，不论其年龄和性别。吸烟对冠心病的危险性仅次于肺癌，但由于冠心病的发病率比肺癌高，因此在人群中，吸烟增加冠心病死亡的人数比肺癌更多。吸烟对心脏的影响对年轻男性最明显，吸烟量与危险性呈正比。男性吸烟者冠心病猝死的发生率比不吸烟者高10倍，女性高4.5倍。然而，近年来女性吸烟人数在增加，女性吸烟的危害性同样应受到重视。

吸烟与其他危险因素如高胆固醇血症和高血压等有协同作用。因此，在我国及日本，尽管吸烟者特别多，尤其是男性，但缺血性心脏病却不比西方国家多。其原因可能是这些人群的胆固醇含量很低，摄入鱼油较多。在我国和日本的某些地区，由于其饮食结构趋向"西方"化，冠心病的发病率也明显增加。而值得注意的是，这些地区的肺癌发生率也在发生变化，明显高于西方国家。

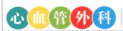
如果吸烟确实是危险因素，那么戒烟后，冠心病的发生率是不是应该降低呢？事实确实如此。戒烟开始时危险性降低速度较快，可能是由于血管痉挛的解除及循环血中儿茶酚胺的降低。长期戒烟仍可继续降低心血管病的危险性，可能是通过降低其他危险因素的结果，如使血浆纤维蛋白原恢复正常。

高血压与冠心病是兄弟俩吗

如果到医院冠心病病房，你就会发现大多数患者被诊断为"高血压、冠心病"，两者是连在一起的。流行病学资料证实：高血压组并发冠心病者较血压正常组高2~4倍，我国冠心病患者70%以上并发高血压。日本老年人尸检资料也表明：血压与冠状动脉粥样硬化和血清胆固醇相关。通过对上海市7279人的调查说明：血压大于21.3/14.7千帕（160/110毫米汞柱）者，冠心病患病率比血压正常者高5倍。

高血压易于诱发冠心病，可能的原因有：

（1）患高血压病时，高级神经中枢活动障碍，神经内分泌失常，心血管系统对肾上腺素、儿茶酚胺等敏感性增加。这一点既是高血压的发病因素，也是促使动脉粥样硬化的重要因素。

（2）患高血压病时，血流动力学发生有害改变：①血流对动脉壁的侧压加大，血中脂质容易侵入动脉壁；②血管张力增加，引起动脉内膜过度牵拉及弹力纤维断裂，造成内膜损伤，也促进脂质进入而有利于粥样硬化形成；③动脉壁内毛细血管破裂，造成内膜下出血、血栓形成，引起内膜纤维组织增生，最终导致动脉粥样硬化。冠状动脉粥样硬化发展到心肌缺血即可诱发冠心病。

高血脂与冠心病有何关联呢

胆固醇是人体不可缺少的重要成分。它是类固醇激素的前体，也是细胞膜的基本成分之一。但是血胆固醇过高与动脉粥样硬化的形成密切相关也是尽人皆知

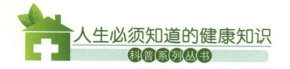

的常识。

给猪、兔、大鼠、猴等多种动物饲以高脂饮食，可诱发出与人类动脉粥样硬化相似的病变过程；严重的遗传型高脂血症的患者可发生急进性或临床早发性冠心病，且病情严重，常在青少年时死亡。仔细观察病变的动脉，发现其中含有大量胆固醇结晶。临床研究也证明，高胆固醇血症的患者，使其血浆胆固醇每下降1%则其冠心病发病率下降2%。近年国外大量的临床试验观察人群几万人，随访4~5年，甚至10年以上，发现降低血浆胆固醇及低密度脂蛋白，可降低冠心病发生率，减少冠心病急性发作事件，甚至可使动脉粥样硬化的斑块消退、回缩。

高脂血症引起冠心病的机制又是怎样的呢？前面我们讲到动脉内膜损伤反应学说。低密度脂蛋白正常时难以进入内皮间隙，但在某些有害因素的作用下，例如高血压、高血脂或吸烟等可使内皮细胞间隙增大，低密度脂蛋白即可进入动脉壁并停留于内膜下。血中高浓度的胆固醇能直接损害动脉内皮，使内皮细胞肿胀、剥落，而有高血脂通过受损部位侵入动脉内膜及中层，形成的脂质刺激平滑肌细胞增生并吞噬脂质。同时，进入内膜下的巨噬细胞也大量吞噬脂质，最终形成泡沫细胞。如果有害因素不能及时去除，则脂质、泡沫细胞不断形成，平滑肌细胞持续增生，胶原纤维及细胞外基质大量合成而最终形成粥样硬化斑块。发生在冠状动脉的粥样硬化很容易引发冠心病。

糖尿病与冠心病有何关系

糖尿病患者要特别警惕冠心病，这是因为：第一，糖尿病患者容易并发冠心病；第二，糖尿病患者发生了冠心病不易被注意到；第三，某些治疗糖尿病的手段可能会加重动脉粥样硬化。

糖尿病是一种全身性代谢失常疾病，其并发症可影响全身许多系统和脏器。在心血管系统能引起动脉粥样硬化，导致严重的冠心病。女性患者更年期后并发糖尿病，很容易患冠心病。然而，糖尿病性神经病变可损害神经系统，特别是神经末梢。当患者的感觉神经末梢受损时，可使患者没有心绞痛症状，或症状较轻微而不典型，使患者意识不到自己心脏情况的严重性而延误病情，甚至发生无痛性心肌梗死。糖尿病患者治疗措施不当时，可加重动脉粥样硬化。胰岛素有促进粥样硬化的作用，肥胖体型非胰岛素依赖的糖尿病患者多数血中胰岛素水平过高，而口服磺脲类降糖药或注射胰岛素是通过不同途径使血中胰岛素水平提高，这就有可能进一步加重血管硬化的病变。

因此，对于糖尿病患者，首先要在医生指导下，科学积极地控制糖尿病；其次，要避免其他冠心病危险因素；再次，即使没有症状，也要坚持定期检查心脏、血脂及血压等情况，特别警惕冠心病的发生。

体力活动少就容易得冠心病吗

实践证明，适当的运动能使身体功能增强，对心血管系统也是如此。大约有一半的心血管病危险因素受运动的影响。如运动可以使血压轻度下降，高血压患者比正常人下降更明显。有报道说，运动可使胆固醇下降，甘油三酯降低，长期运动可使

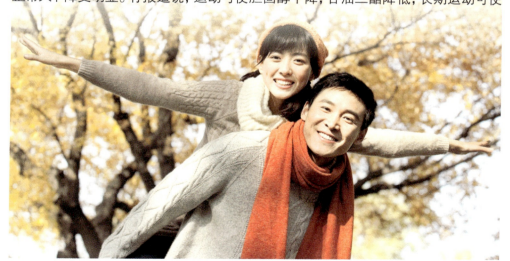

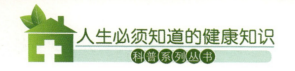
高密度脂蛋白增加。运动可增加纤维蛋白溶解酶的活性，防止血栓形成。运动还能减肥，改变情绪和处世方式，能减轻精神高度紧张，但这要求长期坚持锻炼，否则仅起暂时作用。

但运动并不能完全防止冠心病的发生。通过对中年体育教练和老运动员的健康随访调查发现，停止大量运动训练后坚持小运动量活动者，其冠心病患病率与从事科研教学的中年知识分子相似。因此，除了运动以外，还应注意控制其他心血管病危险因素。

为取得良好的运动效果，人们应按心脏康复的要求制订运动项目、运动强度、运动时间和运动频率。一般根据运动试验的结果做出计划安排。运动项目以散步、慢跑、徒手体操、舞蹈、自行车、太极拳、登山、游泳等耐力运动为主。运动强度可用心率来衡量，对健康人要求运动时脉搏应达到最大心率的60%，老年人运动时应控制的脉搏数可用170减去年龄计算，如年龄为60岁，170-60=110，即心率掌握在110次/分最合适。每次运动持续时间10~30分钟，体力好者可达60分钟。运动频度一般为每周3~7次。为保障安全，在运动中出现胸闷、胸痛、面色苍白、口唇青紫、明显呼吸困难、头晕、恶心、呕吐、动作失调、心律失常时应立即停止运动。在运动后出现疲劳感持续不消失、失眠、食欲减退、下肢浮肿、持续心率加快时，说明运动量过大或患病，需停止运动训练去看医生，必要时进行全面体格检查。下列情况为运动训练的禁忌证：不稳定心绞痛、急性心肌梗死、急性心肌炎、严重心律失常、严重高血压、充血性心力衰竭、严重主动脉狭窄等。

易感基因MEF2A与冠心病有何关系

冠心病有一定的遗传性。转录因子MEF2A在血管平滑肌细胞的增殖及内皮细胞的发育、功能和结构维持中起重要调控作用。通过对冠心病和心肌梗死易感家族成员的研究，证实了存在MEF2A转录因子的变异。该基因的变异可100%引

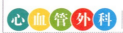

起冠心病和心肌梗死。这是人类发现的第一个与冠心病和心肌梗死发病直接相关的基因。

纤维蛋白原含量与冠心病有关吗

高血浆纤维蛋白原是冠状动脉事件的独立预报因子，可增高血浆和全血黏度，与低密度脂蛋白结合有利于动脉粥样硬化发生。血浆纤维蛋白原随年龄升高而升高。研究认为，纤维蛋白原水平是短期（2年）预测死亡的独立危险因子。

脂联素也与冠心病有关吗

脂联素具有增强胰岛素敏感性、抗动脉粥样硬化、抗炎症和抗损伤后内膜增生的生物活性，与冠心病的发生发展有密切关系。低脂联素血症可作为一个敏感的心血管危险因子和判断冠心病病情的重要指标。脂联素沉积在受损的人动脉壁抑制内皮的炎性反应，低脂联素血症伴有高敏C反应蛋白、白细胞介素-6等炎性介质。有人对人血浆脂联素水平与动脉粥样硬化病变程度的关系进行研究，结果显示，脂联素水平随动脉粥样硬化程度的加重呈进行性下降；血浆脂联素水平与冠状动脉的狭窄程度、体质量指数及甘油三酯呈负相关，与胰岛素敏感指数及高密度脂蛋白呈正相关。

你了解同型半胱氨酸与冠心病的关系吗

大量试验及临床研究均显示高同型半胱氨酸是冠心病的一个独立危险因素。Mendis等的一项对照性研究发现，冠心病患者的空腹血浆高同型半胱氨酸浓度显著高于健康对照，认为高同型半胱氨酸浓度>18.2微摩尔/升即为高，排除其他危险因素后高同型半胱氨酸仍与冠心病显著相关。

灌溉心田的水利枢纽——冠心病篇

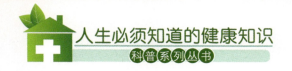

瘦素与冠心病是何关系

Soderberg等采用单因素分析后认为，吸烟、高瘦素血症、高胆固醇血症及低载脂蛋白A1是心肌梗死发生的危险因素，在对结果进行多变量分析后显示高瘦素血症和高胆固醇血症仍然是心肌梗死的独立危险因素。瘦素介导冠心病发生发展的机制包括：增加交感神经兴奋性；引起内皮功能失常；引起内皮细胞增殖和新生血管形成；诱导氧化应激；增加泡沫细胞形成；促进血栓形成。

感染因素与冠心病有关吗

动脉粥样硬化是进展性炎性反应。研究认为，其发生发展是由动脉壁局部炎症平衡所调控。炎症过程在动脉粥样硬化病变中扮演一个中枢角色，并间接促使了由动脉内壁脂肪沉积阶段发展为稳定性斑块的最终破裂。几种感染物可能是动脉粥样硬化的原因，如巨细胞病毒、肺炎衣原体、幽门螺旋杆菌和疱疹病毒等，在人动脉粥样硬化部位可培养出这些微生物。血管外慢性感染（如齿龈炎、前列腺炎和气管炎等）能增加血管外炎性因子的产生。炎性因子可使远处粥样硬化加剧。

心率与冠心病的关系是怎样的

正常成年人心率一般波动在60~100次/分，普通的人心率超出此范围均被视为异常。当心率大于170~180次/分或小于40次/分时，心脏的每分钟排血量都明显减少，冠状动脉灌注下降，尤其是突然发生，机体没有足够的适应过程，容易引起心绞痛。心动过速有时是继发于其他疾病，如发热、严重贫血或者精神过于紧张等。在已有冠心病的患者，心肌氧的供需不平衡会进一步加剧，可诱发心脏病发作。

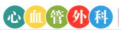

社会心理因素与冠心病的相关性高吗

社会心理因素与冠心病存在高度可靠的相关性。社会心理因素可以分两大类：慢性压力和情绪障碍。慢性压力包括工作压力、婚姻压力、社会经济状况等；情绪障碍包括抑郁、焦虑、敌视和愤怒。这些因素的负性效应可以通过行为途径，如不健康的生活方式（食品选择，吸烟，不充分就医）和生物学机制（内分泌失常，自主神经功能调节障碍，代谢异常，炎症，血液高凝状态）直接参与冠心病的发病过程。

灌溉心田的水利枢纽——冠心病篇

你了解遗传因素与冠心病的关系吗

冠心病不是一个明确的遗传性疾病，发病因素很复杂。尽管高胆固醇血症及低密度脂蛋白胆固醇（LDL-C）增高，容易发生动脉粥样硬化及冠心病，可是也有相当一部分患者血胆固醇及低密度脂蛋白并不高，但也发生了冠心病。这是为什么呢？最近研究发现，很多血脂代谢异常有明显的基因遗传缺陷，可导致冠心病，其中已经明确的就是：①家族性杂合子高胆固醇血症，约30种遗传缺陷可引起低密度脂蛋白受体功能障碍；②家族性联合性高脂血症，这种患者甘油三酯及低密度脂蛋白胆固醇都增高，而且有家族冠心病史或高脂血症；③近年发现一种小而密的低密度脂蛋白胆固醇，特别容易发生动脉粥样硬化，认为这是染色体有异常造成的；④家族性载脂蛋白apo-B缺陷；⑤脂蛋白酯酶缺乏，甘油三酯代谢有遗传性缺陷。甘油三酯通常高达11.3毫摩/升以上，易发生急性胰腺炎腹痛、眼色黄色瘤、手脚肌腱黄色瘤等。所以最近有人认为，冠心病在相当程度上属于代谢和遗传性疾病。

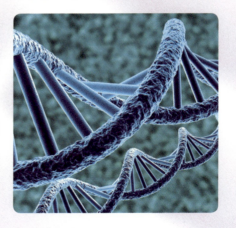

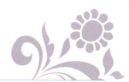

如何判断已与冠心病结缘

动脉粥样硬化是怎样形成的

（1）动脉粥样硬化的形成。人类的血管可分为动脉、静脉和毛细血管。动脉的主要作用是将心脏泵出的血液送到全身。动脉内血液的压力较大，血管壁也较厚。正常动脉壁可以分为内膜、中膜和外膜。内膜位于动脉的最内侧，与血液接触，具有许多重要的生理功能，例如它参与血小板黏附与聚集、凝血、白细胞黏附及血管内分泌等过程。中膜是动脉的主要部分，由平滑肌细胞、弹性蛋白和胶原等组成，主要是保持动脉的形态，维持动脉的弹性和收缩性。外膜是动脉壁的最外层，由成纤维细胞和少量平滑细胞组成。

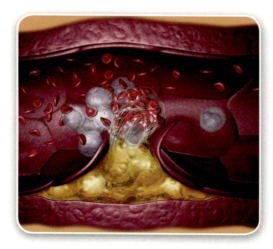

我们大家都有这样的经验，用久了的水管内会形成厚厚的垢斑，而且随着时间的推移，垢斑还会越来越厚，越来越大。形成垢斑的原因，一方面是由于水质不纯，一些不溶的颗粒在水流不稳或水流减慢处慢慢停留下来；另一方面，水中所含的某些物质可以不断侵蚀管壁，使其表面凹凸不平，而

有利于不溶物质的沉积。这一过程和动脉粥样硬化的形成非常类似。

　　(2)动脉粥样硬化的分期。动脉粥样硬化大致分三期。早期只是内膜表面黄色点状或条状病变，主要成分是沉积在细胞内外的脂质和吞噬细胞吞噬了大量脂质变成的泡沫细胞。这一期为脂质条纹期，比较容易消退。由于平滑肌细胞的增生及脂质的进一步堆积，可形成明显硬化的纤维斑块，即纤维斑块期。纤维斑块的表面覆有纤维组织形成的纤维帽，深部是粥样物质的堆积（包括细

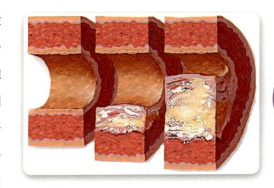

胞外基质，坏死、变性的细胞，泡沫细胞及胆固醇结晶等）。病变进一步发展，动脉粥样硬化斑块可出现溃疡、出血、血栓形成、钙化等，如发生在冠状动脉，即可引起心脏病发生，出现不稳定心绞痛、急性心肌梗死或者猝死。斑块发展到了复合病变或复杂病变期，逆转或消退斑块就比较困难了，所以要早防早治。但仍要采取降血脂、控制危险因素等措施以防止病情突然恶化。

动脉粥样硬化的发病机制是怎样的

　　动脉粥样硬化的发病机制非常复杂，目前认为是多种内、外因素长期反复的作用。经过百年的不懈努力，人们已找到一些与动脉粥样硬化形成密切相关的危险因素，如高脂血症、高血压、吸烟、糖尿病、过度肥胖等。也提出了许多的学说，其中以损伤反应学说较为重要。这一学说认为，多种因素（包括机械的、化学的、免疫的等）的刺激对内皮细胞造成损伤，内皮细胞剥离，使动脉内膜的平滑性和连续性受到破坏，就像水管壁被腐蚀一样。内皮的损伤、血脂（主要是低密度脂蛋白胆固醇）的沉积，加上血小板释放多种生长因子激活内皮细胞和动脉中层的平滑肌细胞，使

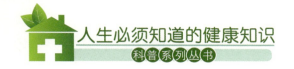
之合成并分泌多种生长因子,使自身和周围细胞大量增殖。增殖的平滑肌细胞还可迅速合成胶原等细胞外基质。巨噬细胞吞噬大量的脂质,最终演变成粥样斑块中特有的泡沫细胞。通过以上多因素、多途径的综合作用,最终形成动脉粥样硬化。

冠心病的定义及其临床分型有哪些

　　冠心病一般是指冠状动脉粥样硬化、血管壁增厚、管腔变小,或由于冠状动脉痉挛后管腔变小,而使该血管负责供血的心肌发生缺血或坏死。症状表现为胸骨后发生一种压榨性的疼痛,并可迁延至颈、颌、手臂、后背及胃部,同时可能伴发眩晕、气促、出汗、寒战、恶心及昏厥。临床分为心绞痛型、心肌梗死型、心律失常型、心力衰竭型及心源性猝死型5种。

劳力性心绞痛的常见分型有哪些

　　(1)什么是劳力性心绞痛。通俗地讲,在体力活动如寒风下急走、跑步、追公共汽车、骑车、提重物、上楼梯等情况下,都是心肌需氧量增加的时候。这时,由于冠状动脉有病变不能满足氧需时,会出现血供应不足而发生胸痛。这种胸痛为劳力性心绞痛。

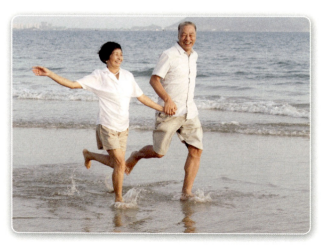

　　(2)常见类型都有什么。初发劳力型心绞痛:是指从未发生过心绞痛的患者,在最近1个月内发生了劳力性心绞痛。这种心绞痛有逐渐加重的倾向,容易发生心肌梗死。曾有报道在头1个月内有8%~14%的患者发生

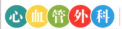

急性心肌梗死，其中第一、二周晚容易发生，1个月后发生梗死的机会则少得多。这种患者多数转变为稳定劳力型心绞痛，有不少人的心绞痛可以自动消失。

稳定劳力型心绞痛：这种心绞痛是最常见的一种心绞痛。这种胸痛发作都有明确的劳力或情绪诱因。每次发作时胸痛的时间比较固定，疼痛的程度也差别不大。胸痛时经休息或含服硝酸甘油，胸痛迅速缓解。这种病情稳定1个月以上，即称为稳定劳力型心绞痛。

恶化劳力型心绞痛：原来是稳定劳力型心绞痛的患者，在近期内病情加重，发作胸痛的次数增多，发作持续的时间较前延长，发作时的胸痛程度加剧，含服硝酸甘油量增多，被称为恶化劳力型心绞痛。这种心绞痛经内科积极治疗，约90%的患者病情可稳定，其中有一部分患者病情稳定后活动的耐量可以恢复到原来水平。但有8%~10%的这种患者可发生急性心肌梗死。所以这种患者一定要赶快到医院检查，及时治疗。

何谓变异型心绞痛

这类心绞痛与劳力无关，称为变异型心绞痛。这型心绞痛很特别，不是因为劳力引起的。此类心绞痛发生胸痛时有几个明显的特点。

（1）心绞痛发作在休息时，运动或者情绪波动常常不会诱发。

（2）发作常常有周期性，就是说几乎每天都在同一时辰发生，尤以后半夜、清晨多见，患者可在睡眠中痛醒，也可以在睡醒时发生。

（3）发作的疼痛较一般心绞痛重，时间也较长。

（4）发作胸痛时如果做心电图检查，在相应的心电图导联上出现ST段抬高，这点与其他各种心绞痛时ST段下降恰恰相反，这是这种变异型心绞痛的重要特点。

（5）心绞痛发作时常常并发各种心律失常，如感觉心悸，跳动不规则，心电图可有室性早搏、心动过速或者心动过缓等。

这种变异型心绞痛为什么和其他心绞痛不同呢？根据近代研究，人们发现这种心绞痛不是由于心肌耗氧增加引起，患者冠状动脉粥样硬化不严重，而是由于冠状动脉痉挛引起的。如不治疗，这种患者大约20%在半年内可发生心肌梗死，有10%可能死亡。但发现后及时到医院检查，弄清病变情况，多数是可以治疗的，并不是人们想象中的那么可怕。

胸痛不一定是心绞痛吗

心绞痛时会有胸部疼痛，但是以下几种胸痛一般不是心绞痛所致。

（1）短暂几秒钟的刺痛或持续几个小时甚至几天的隐痛、闷痛。

（2）胸痛部位不是一片，而是一点，可用一两个手指指出疼痛的位置。

（3）疼痛不是在劳力当时，而是在劳力之后出现。

（4）胸痛与呼吸运动或胸部活动有关。

（5）胸痛可被其他因素转移，如与患者交谈反而使胸痛症状好转。

（6）舌下含硝酸甘油使胸痛缓解的时间超过10分钟。

心绞痛的表现有哪些

（1）心绞痛的表现：心绞痛的典型部位是胸骨后，可偏左或偏右，疼痛范围约有手掌大小。有近一半的患者胸痛可以向身体的其他部位放射，如向左肩、左臂和手指内侧放射。一般来说，每次发作的疼痛部位是相对固定的。

（2）心绞痛的性质：典型症状是紧缩和压迫样感觉，常伴有焦虑或濒死的恐惧感。不典型的症状是将疼痛描述为烧灼样或钝痛等，但很少形容为刺痛或抓痛。发作时诉胸憋、胸闷者亦不少。

（3）心绞痛发作的持续时间和缓解方式：心绞痛呈阵发性发作，每次3~5分钟，很少超过15分钟。多数发作经过休息或去除有关诱因即能迅速停止。在熟睡中发生

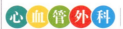

的卧位型心绞痛持续时间略长，需立即坐起或站立才可逐渐缓解。舌下含服硝酸甘油对各种心绞痛都有很好的疗效。

你了解心绞痛的发作诱因吗

心绞痛最常见的诱发因素是体力劳动、运动、脑力劳动和情绪激动。如急走路、上楼或下坡时出现的胸痛是最典型的劳力型心绞痛，这种疼痛发生于劳力当时，而不是劳力之后，并且常在停止劳力后很快消失。饱餐是诱发心绞痛的另一常见因素，常发生于进餐时或餐后20~30分钟。大量吸烟也容易诱发心绞痛。卧位心绞痛常发生于平卧后1~3小时，患者常表现为从夜间睡眠中惊醒并被迫坐起以取得缓解。某些心绞痛发生在清晨开始活动时，继续活动反而缓解，称为首次用力心绞痛。自发型心绞痛多在无任何诱因情况下发生，也可发生于清晨日常活动时，如穿衣、洗漱、大小便等。

心肌梗死的临床表现是怎样的

急性心梗为冠心病严重类型。基本病因是冠状动脉粥样硬化，造成管腔严重狭窄和心肌供血不足，而侧支循环未充分建立。在此基础上，一旦血供进一步急剧减少或中断，使心肌严重而持久地急性缺血达1小时以上，即可发生心肌梗死。

临床上疼痛症状最先出现，多发生于清晨。疼痛部位和性质与心绞痛相同，但程度重，持续时间长，休息或硝酸甘油无效，可伴濒死感，少数人一开始就休克或急性心衰。可伴有全身症状，如发热、心动过速、白细胞增高和血沉增快等。发热多在疼痛发生后24~48小时后出现，体温多在38℃左右。亦可伴有胃肠道症状，如恶心、呕吐和上腹胀痛，重症者有呃逆。心律失常多发生在起病1~2周内，而以24小时内最多见，以室性心律失常最多，尤其是室性期前收缩。房室和束支传导阻滞亦较多。低血压和休克多在起病后数小时至1周内发生，多为心源性的。心力衰竭主要是

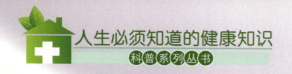
急性左心衰竭，为梗死后心肌收缩力减弱或收缩不协调所致。

什么是心脏神经官能症

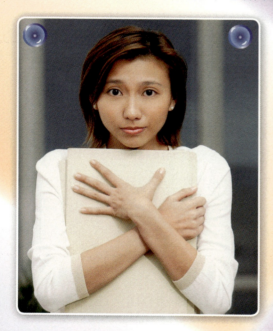

一些青年人或者更年期的女性患者，自诉常感到心慌、心前区痛、气短，或者过度闷气，胸闷气短时长吸一口气后感到特别舒服；同时还常常有无力、头晕、多汗、焦虑、睡眠不好、入睡困难或者多餐等现象。但是医院反复检查和临床观察却未能发现有器质性心脏病的证据。这种表现医生往往诊断为自主神经功能失常或者心脏神经官能症。

这种患者的胸痛与冠心病心绞痛是完全不同的。这种胸痛时间短暂以秒计，或者出现持续几小时甚至几天的隐痛、闷痛；痛分布呈一个点或一条线，不是一片，而且每次发作时部位也不固定，在左右胸窜来窜去。往往同时有失眠、记忆力不佳、易于激动等表现，也常常缺少冠心病的危险因素，如高血压、糖尿病、血脂异常等。

这种患者特别应注意劳逸结合，加强体育活动，保持睡眠充分、心情舒畅。

你了解心脏X综合征吗

心脏X综合征对于大部分患者来说是一个比较陌生的名称。该病以反复发作胸闷胸痛、冠状动脉造影或冠脉CT正常而运动平板试验阳性作为临床诊断的标准。目前被临床医生广为接受的原因是冠状动脉微小血管的功能障碍造成心肌缺

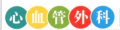

血,因此又将其命名为"微血管性心绞痛"。由此大家可以想到心脏X综合征的患者主要表现为反复发作的胸痛,可以是劳累后发生,也可以在安静休息时发作,胸痛可以持续短暂几秒钟,也可以持续长达数小时,且以女性为多见,特别是更年期后的妇女。

有统计发现,在未经冠状动脉造影检查而诊断为冠心病的患者中,有15%~45%其实是X综合征。当疾病发作时或者在无创心脏负荷后(如运动平板试验)心电图提示心肌缺血改变,冠状动脉造影未发现血管狭窄或阻塞。但临床上也可见到不少的患者无上述心肌缺血的表现,从而增加了临床诊断难度。所以近来放射性核素心肌灌注显像在诊断X综合征中显示出更为重要的地位,发挥着越来越重要的作用。

实践发现,通过放射性核素心肌显像可以了解心脏血管的充盈情况,从而可以判断有无心肌缺血甚至心肌梗死,还可以了解心肌血流灌注的储备功能,继而通过负荷或激发试验可以鉴别是否为冠脉大血管病变,即是否存在冠心病,同时也能了解是否存在心脏微血管病变,延迟显像还能了解心肌细胞的存活状况及其功能状态。可见,放射性核素心肌显像在冠心病、X综合征、心肌炎等各种心脏血管、微血管性病变以及心肌细胞损伤性病变的诊断及心肌细胞功能状况的评估中都有非常重要的作用和意义。而且,通过治疗前后放射性核素心肌显像结果的比较,还能判断和评估治疗的效果,从而可以提示相关心脏疾病的预后。

虽然多数人认为心脏X综合征的临床预后较好,但长此以往会影响心脏功能,同时也有少数学者认为此类患者如不及时治疗,日后有可能演变成冠心病、心肌梗死或脑血管意外。而且反复发作心前区疼痛将显著影响生活质量、增加心理负担以及反复就医产生的经济负担,并影响工作质量。

目前,心脏X综合征的治疗只是沿用治疗冠心病的药物,效果不佳。

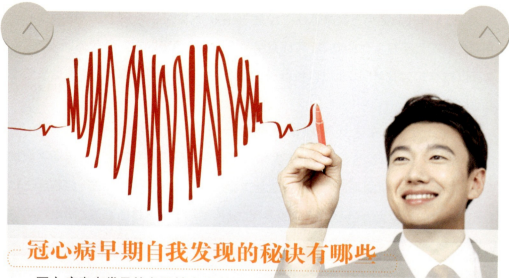

冠心病早期自我发现的秘诀有哪些

冠心病患者常见的心肌缺血表现为心绞痛发作。所以，如果你在一些增加运动的情况下，如跑步、追公共汽车、上几层楼梯、提重物等，感到心前区特别是胸骨后闷痛，或者胸闷气短，休息一下即消失，则很可能已经有了冠脉供血不足、劳力性心绞痛。

如果你在安静时或睡眠中因闷痛憋醒，那也要怀疑有冠心病，需进一步检查。

如果你在活动后感到心悸，心跳似乎停了一下，摸脉也短了一次，有早搏，活动时早搏增多，也应该怀疑是否因冠心病心肌缺血而首先表现为心律失常。

如果你平时看来似乎身体健康，但实际在活动时胸骨后剧烈痛，持续半小时不能缓解，那要怀疑是否冠脉阻塞发生了急性心肌梗死，应速去医院急诊。

冠心病早期可以没有症状或者症状不明显，临床上也常见到无症状心肌缺血，以及无症状（或无痛性）心肌梗死。有些人在常规体检时才发现已有陈旧性心肌梗死。冠心病还可以引起突然死亡（医学上叫猝死）。

所以，对于有冠心病危险因素的人，譬如有高血压、高脂血症（或血脂异常）、吸烟、糖尿病、肥胖或家族中有冠心病史的人，特别是男性中年以上，或女性更年期后，都应定期到医院检查以便及时发现，早期诊断，早期治疗。

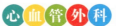

由表及里
诊断冠心病

冠心病患者的心电图有哪些变化

冠心病患者可有各种心电图变化,比较常见的有:

(1)代表心肌缺血的ST-T波改变。在病情轻、安静时没有供血不足的患者,安静心电图正常;而在运动负荷试验或者药物负荷试验后心肌供血不足时出现ST-T改变。心绞痛发作时若能及时做心电图或做动态心电图(也叫Holter监测,Holter是外国一位学者的姓)时正巧碰上发作,可看到心电图相应导联有ST-T改变。

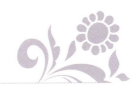

(2)代表心肌急性损伤和坏死的QRS-T改变。主要在急性心肌梗死时出现代表心肌坏死、损伤及缺血改变的心电图特征性改变,例如:ST段弓背向上样的抬高代表心肌急性损伤;T波在某些导联倒置代表心肌缺血;出现比较宽的Q波,代表心肌坏死。如果在同一个QRS-T波上,3种波形同时出现,那是典型的急

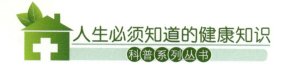

性心肌梗死心电图表现。

有些患者在急性心肌梗死后，心肌局部损伤及缺血已有恢复，只留下坏死后的瘢痕，心电图上可有宽的Q波。也有患者，急性期症状不明显，在以后体检做心电图时发现有过心肌梗死，而自己可能还不知道。

（3）因心肌缺血可使心肌兴奋性增高，出现各种早搏或心动过速，或者心肌缺血影响到心脏的传导系统出现各种传导阻滞。

前者在心电图上可有各种早搏，尤以室性早搏及心动过速多见；后者表现为房室传导阻滞或者心室内束支传导阻滞等。

但有些严重冠心病的患者，常规心电图可以完全正常，所以心电图有助于判断冠心病，但心电图正常的人并不能完全排除冠心病。

当你心前区经常感到闷痛而心电图结果又提示正常时，可能会认为自己没有冠心病。但切不可掉以轻心。因为一张正常的心电图，并不能排除心脏病变的存在。要知道心电图检查对冠心病的诊断并不是一个非常敏感的方法。冠心病在非发病时期，50％以上的患者心电图表现正常。此外心脏及冠状动脉循环有较大的代偿能力，在休息和平静时可能不易检出异常，往往需要通过增加心脏负荷的运动试验，才能发现改变。

但当你看到心电图报告上某些医学术语时也不要忧心忡忡，以为自己得了心脏病。因为单凭一份心电图不能对病因和心脏功能做出评价。即使心电图有了缺血性改变，也不能轻易下冠心病的诊断。尤其是妇女心电图下壁导联出现ST-T波改变，在无冠心病危险因素的妇女几乎都是正常所见。有许多疾病如心肌病、心肌炎、自主神经功能失常等，都可以产生与冠心病相同的心电图表现。所以心电图对冠心病的诊断不是一个非常特异的方法，尽管心电图检查对冠心病的诊断是一项重要的临床参考依据，但并非唯一的诊断标准。因此临床上对冠心病的诊断必须由医生根据病史、症状和某些特殊检查，进行全面综合判断才可能做出。

动态心电图及其特点有哪些

动态心电图，英文叫Dynamic ECG（简称DCG），现在一般都称为Holter监测。Holter是位美国理学博士，全名Normen J Holter，他在1957年首先使用动态心电图，1961年开始在临床应用。Holter监测能记录24小时，甚至48~72小时的心电图，故也称为长时间心电图。

动态心电图机主要由两部分构成：①由患者随身携带的记录器；②回放及显示分析的主机。近年仪器性能大有改进，记录器小型化相当于小的随身听，可用固态记录器或者磁带，装干电池后即可启动。用导联线连接在人体，即可将心电活动记录下来，可连续慢速记录24小时的心电信息。然后第二天到医院的Holter主机上快速回放。因此动态心电图有几个特点。

（1）长时间连续记录24小时心电信息，比常规心电图2~3分钟的信息量增加几千倍，特别是对于患者短暂性、阵发性心律失常和ST–T变化的检出率显著高于常规心电图。

（2）受检查的日常活动不受限制，便于分析各种日常活动、活动时出现的症状和治疗效果三者与心电活动的关系。所以，对于明确诊断、指导治疗、观察疗效等很有价值。主要用于：①发现和判断心律失常，是最常用的无创方法，还可进行定量分析；②协助判断冠心病心肌缺血；③评估某种药物，特别是抗心律失常药物的疗效，以及有无引起心律失常的不良反应。

但动态心电图的正确解释必须有心电图知识及阅读分析能力，并由专门心血管医师结合病情分析。目前，动态心电图还存在很多技术局限性及不足。

心电图运动试验

运动是普通的生理性负荷，它可以引出一般在安静时没有的心血管异常，还可以确定心功能程度。

灌溉心田的水利枢纽
——冠心病篇

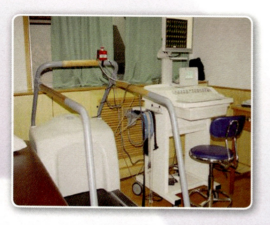

有些有冠心病危险因素的人，胸闷、胸痛发作不像是典型的心绞痛，平时普通常规心电图大多正常或者只有一些模棱两可的非特异的改变。由于疼痛发作时间只有几秒钟，难得在发作时描记心电图，而且也有一部分患者即使在心绞痛发作时，心电图也无异常。

心电图运动试验首先是为这些患者设计的，目前医院里常用的体力负荷是平板运动试验或踏车试验。根据患者的年龄、性别规定运动量、运动速度及时间，通过这种运动后再来观察心电图上是否出现心肌缺血的改变，以确定胸闷、胸痛是否为心绞痛。这种试验特别是对于冠状动脉病变较轻的患者很有用。这种患者安静时没有缺血，心电图正常，而在增加运动时冠脉因有病变，不能相应增加供血可以暴露出缺血改变。运动试验除了辅助筛选或诊断冠心病以外，也可用来评估心脏的贮备能力，对患者的劳动力安排有一定参考价值。

你了解心肌酶吗

急性心肌梗死时因心肌细胞坏死而释放出心肌内多种酶，测定血清中心肌酶对确定急性心肌梗死十分重要。

（1）对于临床症状及心电图改变比较明确的患者，检查心肌酶谱，如出现异常升高时，可以确定诊断。

（2）对于有些根据心电图不能做出判断的患者，若发现心肌酶升高，可帮助判断。

（3）心肌酶的数值，特别是CPK及CPK-MB的值常与心肌梗死面积大小有关，根据酶数值可大略估计梗死及心肌坏死程度。

（4）测定血清中心肌酶，如CPK、CPK-MB、AST、LDH，当其开始升高、峰值的时间及消失的时间都有一定的规律。例如急性心肌梗死2~5天，CPK、CPK-MB升高，但5~6天大都恢复正常，而AST、α-HBDH及

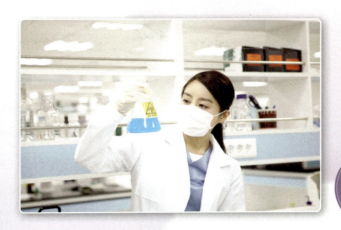

LDH仍然升高，所以根据某一种酶的升高，可粗略估计心梗时间。

（5）对急性心肌梗死采用溶栓治疗的患者，每1~2小时测定心肌酶（CPK及CPK-MB），根据这些酶峰值出现时间可估计溶栓后是否已经再通。

超声心动图对心脏结构及功能的判断有哪些

超声心动图是一项无创性心脏检查方法，由超声诊断仪来完成。超声诊断仪由超声探头及主机构成。探头是由压电晶体组成标准的超声换能器，受电的激发而发出频率在2~13兆赫的超声波。成束的声波穿透人体内软组织（如肌肉），在界面即血液与心肌或心脏瓣膜之间被反射回来。从心脏组织反射的超声波由换能器接收，经电学处理而提供心脏的图像，即超声心动图。

现在用于诊断心脏及大血管疾病的超声心动图主要有3种类型。

（1）M型超声心动图：通过扫描示波器屏幕或示波器将一组超声信号记录在纵轴上，而时间记录在水平轴上。为了定时，同时记录心电图，在心动周期中波束显示心脏内结构的运动。近年有了二维超声后，它的应用已退居辅助地位。

（2）二维超声心动图：超声探头有3组晶片布阵，被电子反复地激发而扫描。一个扇形扫描器提供一种扇形图像，也叫扇形扫描，它在二维空间反映心脏结构的活

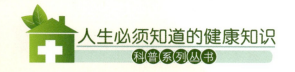
动也叫平面显像。它比M型一维图像清楚很多，是目前超声心动检查的主要形式。

（3）多普勒超声心动图：利用物理学上多普勒技术的原理来测定反射超声的频率，可以推算出血液速度。多普勒又分为脉冲多普勒及连续波多普勒两种。前者能在有限频率范围内记录到正确信号，且能限于换能器特定距离的结构的信息；后者是记录不受频率范围的限制，但所获得的信息与信号源起源部位无关。

将多普勒与超声心动图描记相结合就可以既能了解心脏内解剖结构改变，亦能了解其血液活动等生理信息，可帮助了解患者心脏器质性病变与功能之间的关系。例如，可估计瓣膜缺损，区分瓣膜狭窄与关闭不全及心脏内分流病变等。

三维超声心动图是现在最新技术，可利用多种方法如经胸部多平面旋转或多平面同步探查以及经食管多平面旋转或多平面探查法，利用计算机技术将多个二维图像组合成三维图像，则能全面观察心脏的整体结构，能比较准确测地定心脏容量及心脏功能（左室射血分数），较正确地显示心脏局部结构及心内某些占位病变等。现在国内三维超声心动图刚刚起步。其他还有经食管超声心动图及心血管内超声心动图，它们都有特定的用处。

放射性核素怎样用于检查心肌灌注

从静脉注入半衰期短的放射性核素，利用心肌细胞对某些核素或其标记物的选择性摄取作用可做心肌显像，协助判断心肌缺血及坏死；或利用核素标记的蛋白或红细胞等短期内不会透过血管壁的物质，可测心室大小及功能，这些都属于心脏放射性核素检查。

现在临床上常用的心脏放射性核素检查有以下几种。

（1）心肌显像，又分：①心肌灌注显像，医学上也叫"冷区显像"，是利用心肌细胞对某些放射性核素或其标记物如^{201}Tl、^{99m}Tc、^{43}K、^{82}Rb）等有选择性摄取作用，使正常心肌显像，在血液灌注障碍或瘢痕状态时形成相应部位放射性缺损区判断心

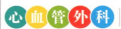

肌缺血或坏死。还可用运动核素来区别缺血与坏死。②心肌"热区显像"，则常用 ^{99m}Tc-焦磷酸盐不浓集于正常心肌，但渗入梗死的心肌组织中，使心肌梗死局部形成放射性浓集区，称为热区显像。急性心肌梗死12小时后，坏死心肌就开始摄取这些放射性核素并持续7天左右，故只用于诊断急性心肌梗死。

（2）心血池显像，是利用放射性核素标记的蛋白或红细胞等从静脉注入，因其短期内不透过血管壁，均匀地分布在心腔与大血管内，通过闪烁照相可显示心脏房室腔的形态、大小、心室壁与室间隔的厚度、大血管形态及其功能状态。常用的有两种方法：①门电路血池扫描。利用电脑装置的心电图门电路技术，将R-R（心电图R波）间期分为若干部分，获得心动周期各个阶段的心室容积，可以计算出心脏射血分数（代表心脏收缩功能）和观察区域性室壁运动，并可以做运动试验，观察运动前后的变化。在心脏正常时，运动后射血分数增加，心肌同步收缩，不产生室壁运动异常。冠心病的病为运动后射血分数下降，多数可见区域性室壁运动障碍。②首次通过技术：放射性核素首次通过心脏时，用高敏的多晶体γ照相可获得清晰的血池显像。心血池显像目前主要用来测定心脏功能。

当我们拿到一张X线的检查单，都会毫无顾虑地接受检查，很少有人去考虑在这项检查中，自己要受到多少射线的照射。而一张放射性核素检查单，就有人会考虑到核素对自己身体有无危害。因为一看到"放射性核素"就会马上联想到原子弹对人体的危害之大，日本广岛和长崎的原子弹爆炸给人类带来的灾难已深深地印在人们的脑海里。其实，只要了解做放射性核素检查方面的知识，就不会产生这种误解和担心了。

放射性核素纯属原子能的和平作用，对1次或几次甚至多次受检查者来说都是无害的。有人把1次X线心血管造影和1次放射性核素心血管造影所受的辐射量进行比较，放射性核素检查所受的射线量，低于X线检查的10~15倍。可见放射性核素检查，是目前一种理想的、无创伤性的、安全可靠的检查方法。

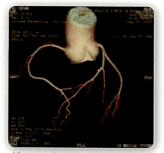

64排CT冠脉造影示正常冠脉血管

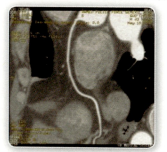

64排CT冠脉造影示正常右冠状动脉

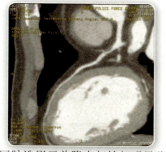

CT冠脉造影示前降支起始部明显狭窄

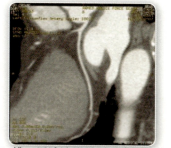

64排CT冠脉造影显示正常回旋支

CTA冠状动脉造影是怎么回事

　　由于心脏是一个跳动的器官，最早的CT曝光时间较长，只能用于心脏形态及心包疾病的诊断。16排螺旋CT已能完成无创冠脉造影检查，其敏感性及特异性均较高，但图像质量仍无法与传统冠脉造影相比，只能用于冠心病筛选工作。近些年，随着64排高速螺旋CT的问世，曝光时间的缩短，使无创冠脉造影已成为可能。但曝光时间长短只是CT无创冠脉造影的关键因素之一，心率、心脏节律及患者屏气能力亦影响成像质量。当患者为窦性心律，且心率≤70次/分时，64排螺旋CT无创冠状动脉造影显像清晰，能明确病变部位及病变程度。与有创冠状动脉造影比较，两种检查方法的敏感性和特异性相同，可替代有创冠脉造影作为术前常规检查；房颤心律和/或心率控制不佳时，由于前降支活动度较小，64排螺旋CT无创冠状动脉造影对其病变的敏感性和特异性仍较高，而对于活动度较大的回旋支和右冠状动脉，64排螺旋CT无创冠状动脉造影显像欠清晰，诊断冠脉病变的敏感性和特异性差，无法与常规有创冠状动脉造影相比。由此可见，64排螺旋CT无创冠状动脉造影作为无创、快速和便宜的检查方法，有其自身的优势，但目前尚不能完全替代有创冠状动脉造影。

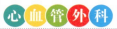

有创冠状动脉造影有何优缺点

有创冠状动脉造影是将特殊的导管经大腿股动脉或上肢桡动脉处穿刺后插至冠状动脉开口，选择性地将造影剂注入冠状动脉，记录显影的过程，用以判断冠状动脉有无病变。

有创冠状动脉造影术在局麻下进行，而血管及心脏内均无感觉神经，患者只在局麻时感到轻微疼痛，其余过程无明显不适。术后需平卧18~24小时，某些患者可能会感觉腰背酸痛不适，起床活动后症状即可消失。任何手术均有发生并发症的可能，因此术前要求患者履行签字手续。冠脉造影并发症发生率为0.2%~0.9%，主要包括：

（1）心律失常。

（2）穿刺局部出血、血肿，假性动脉瘤及动静脉瘘等。

（3）急性心肌梗死。

（4）造影剂过敏。

上述绝大多数不会构成严重后果，熟练操作者并发症发生率极低。总之，有创冠脉造影是一项风险极小、相对安全、几乎无痛苦的手术。现在很多医院都可以经桡动脉造影，经桡动脉行冠脉介入治疗手术的患者术后立即拔除动脉鞘管，桡动脉压迫4~10分钟，加压固定3~6小时即可，患者术后即可随意下地活动。

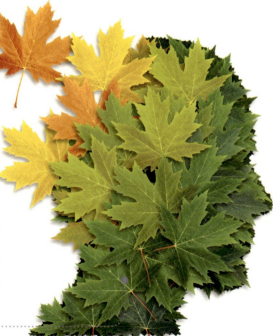

灌溉心田的水利枢纽——冠心病篇

知己知彼
治疗冠心病

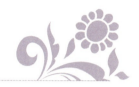

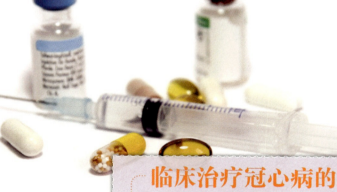

临床治疗冠心病的
常用药物有哪些

（1）抗血小板药物：主要是抗血小板凝集和释放，改善前列腺素与血栓素A2的平衡，预防动脉硬化形成。从临床上看，每天常规服用阿司匹林肠溶片100毫克，能够防止冠心病的复发。阿司匹林小剂量对胃肠道不良反应小，价廉易得，建议长期服用。但有47%的人对阿司匹林存在用药抵抗。当患者对阿司匹林过敏或不能耐受时，可

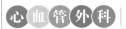

用氯吡格雷作为替代治疗。

（2）硝酸酯类药物：常用的硝酸异山梨酯和缓释5-单硝酸异山梨酯等，有较可靠的防治心绞痛、改善心肌缺血的作用。长期服用易产生耐药性。对于心绞痛急性发作，口服硝酸异山梨酯短效药物的疗效较好；而对于心绞痛的慢性长期治疗，长效硝酸酯类更适宜。

（3）β受体阻滞剂：高血压可加快加重动脉硬化发展的速度和程度。血压越高发生冠心病或复发冠心病的机会越多。β受体阻滞剂是慢性稳定性心绞痛患者改善心肌缺血的最主要药物，可使心脏性猝死发生的危险性降低30%～50%。目前，最常用的有美托洛尔、卡维地洛等选择性β1受体阻滞剂。

（4）ACEI类药物：对急性心肌梗死的左室重构、充血性心力衰竭有确切预防效果，血管紧张素转换酶抑制剂可帮助减少斑块和血栓形成，稳定斑块，延缓动脉硬化的进展，在高血压、心力衰竭、心肌梗死、糖尿病等患者中降低心血管事件的疗效已经得到认可。

（5）他汀类药物：早期使用他汀类药物（辛伐他汀、普伐他汀、阿托伐他汀），既可发挥降低血脂、稳定斑块的作用，又可以改善血管内皮细胞，抗血管内炎症，是冠心病二级预防的关键药物。

（6）钙通道阻滞剂：长效钙通道阻滞剂（硝苯地平控释片）降压效果强大而稳定，又有明确的抗动脉粥样硬化和抗心绞痛作用，特别适用于那些伴有靶器官损害，如冠状动脉疾病的高血压患者，同时，它还能预防心力衰竭。

（7）降糖药物：80%以上糖尿病导致的脂质代谢异常，常伴动脉硬化、高血脂并发心脑血管病，而且血内葡萄糖含量增多也会使血黏度和凝固性增高，利于冠心病形成。糖尿病患者宜低糖低热量饮食，适当用降糖药。

（8）中医药：在预防冠心病方面有一定的临床效果，如复方丹参滴丸、通心络、麝香保心丸等，具有降血脂、降血黏度、改善微循环、抗氧化、抗细胞凋亡、改善内皮功能等作用。

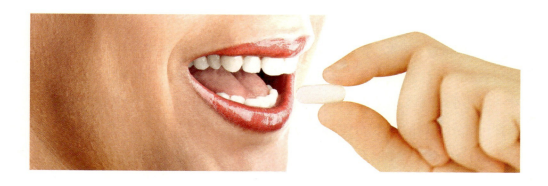

硝酸甘油缓解心绞痛的机制是怎样的

硝酸甘油为什么能治疗心绞痛？现在研究发现以下几个机制。

（1）通过扩张静脉血管，使从静脉回到右室的回心血量减少，则从右室→肺静脉→左房→左室的舒张末容积（称为心脏的前负荷）减少、压力减低，继而引起左室壁收缩期张力减低，则心肌耗氧量下降。左室舒张末压的减低可使更多的毛细血管血流入到心肌的缺血区。

（2）硝酸甘油也扩张动脉系统，把心脏排血的阻力（称为后负荷）降低。这二者都通过减少心肌耗氧量而缓解心绞痛。

（3）硝酸甘油使冠状动脉的大小血管扩张，增加侧支循环，促进血管分布到缺血区，还可以解除冠状动脉痉挛。这也是硝酸甘油能缓解心绞痛的原理之一。

正确使用硝酸甘油为什么要争分夺秒

硝酸甘油的抗心绞痛药物，可迅速缓解心绞痛，但需要正确使用。

（1）将硝酸甘油片放在舌下，待其溶化。质量合格的硝酸甘油片应当在20~30秒内溶化。

（2）咀嚼硝酸甘油片。药物经口腔黏膜可直接吸收到血液中去，也有好的效果。但不能咽下，因在胃内该药物将失去作用。

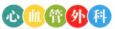

（3）硝酸甘油生效迅速，在用后1~2分钟内胸痛可缓解。

（4）硝酸甘油要在刚开始有胸痛发作先兆时就立即使用，不要在胸痛几分钟后再用。

（5）硝酸甘油应随时携带。

（6）硝酸甘油没有成瘾性，在一天内可多次应用。但如一天有数次心绞痛发作的患者应服长效的硝酸甘油。

（7）含服硝酸甘油时患者应坐起或站起。如含服后出现头晕、乏力、出汗则应平卧。

（8）含服一片硝酸甘油2~3分钟内胸痛不缓解者应服第二片，仍持续胸痛者可服第三片。但胸痛若持续超过20分钟或未完全控制或再发者应到附近医院急诊检查。

（9）应用硝酸甘油后胸痛若很快缓解，则不需停止活动，但应适当减轻活动强度，放慢活动速度。

（10）如患者知道在某种强度的活动、运动或情绪波动时将发作心绞痛，则应在这些活动前应用硝酸甘油以预防心绞痛发作。

硝酸甘油也有一定的不良反应，可以引起头痛、面红、心跳加快和血压下降甚至晕厥。其中头痛比较常见。如从小量开始，不良反应会轻些。如果服药后感到头晕、乏力、出虚汗应立即平卧，一般短效的硝酸甘油片剂或喷雾剂不良反应较多。这些不良反应可在几分钟或十几分钟后即迅速消失。所以我们应该正确认识药物的作用和不良反应，以免在应用硝酸甘油时乱了阵脚，忙中出错，错过用药最佳时机。

怎样保存硝酸甘油

硝酸甘油片剂应避光保存，并存于原装瓶中，将瓶盖拧紧。太阳光照射可使其分解失效。一般3个月即可失效，应予更换，否则心绞痛发作时不起作用，将会误

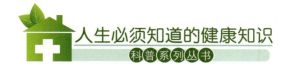

事。现在有些硝酸甘油喷雾剂的原装瓶中保存时间较长，可达1~2年。

如果硝酸甘油片在舌下含化后，没有面部潮红及头胀、头部跳动感觉，一般认为该药品失效，需要更换。

何谓硝酸甘油"反跳"

长期服用硝酸甘油的患者，一旦突然停药，可导致症状复发，临床称为"反跳现象"，可使原来病情加重，常表现为心绞痛、急性心肌梗死或猝死。这是因为硝酸甘油长期和大剂量使用后常产生耐药性和依赖性，以致突然减量或停药不能有效扩张血管或解除其痉挛而发生"反跳"。所以长期应用硝酸甘油不能突然停药。近来多主张间歇使用硝酸甘油及其盐类。24小时内最好有6~8小时无硝酸甘油，因为在停用的几小时内可恢复血管的反应性。这样可以防止或减轻其耐药性和依赖性。

硝酸甘油的耐药性

长期使用硝酸酯类药物的患者，再使用原来能控制心绞痛或心肌缺血的剂量

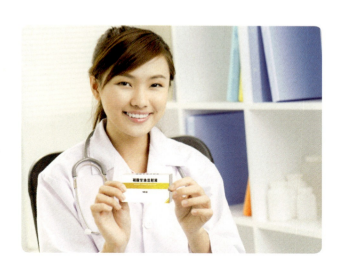

的药物时无效，需要增加剂量才能生效。经过实验证明，连续接触硝酸盐如静脉输注24小时后，或服用长效硝酸甘油治疗4周以后，即可出现耐药现象。发生耐药的机制还不很清楚。按近来研究认为有机硝酸盐在体内必须进行生物转换，即

脱硝基以形成具有活性的一氧化氮（NO），这个激活过程需要硫氢基（–SH）的参与。长期应用硝酸酯类后发生硫氢基缺乏，不再能形成NO，导致耐药现象的发生。若间断应用硝酸酯类，如静脉输注24小时中能间断6~8小时，则可避免发生耐药现象。也有报道供给外源性硫氢基的药物如联合应用卡托普利（开博通）可避免发生耐药现象。

β受体阻滞剂治疗冠心病的机制是怎样的

β受体阻滞剂能选择性地作用于β受体。β1受体主要分布在心脏，β2受体则主要分布在支气管及血管平滑肌。当β受体兴奋时，心脏收缩加强，心率加快，支气管扩张。而这两种药物能选择性阻滞β1受体，使心率减慢，心肌收缩力也有些减弱，但抑制不明显，可使心肌耗氧量减低，还可有抗心律失常的作用，对支气管则没有什么作用。

应用这类药物治疗冠心病时有几个作用：①因使心肌耗能量减低可减轻心肌缺血，缓解心绞痛；②对于心肌梗死患者可以减少梗死面积的扩大；③减少快速心律失常，减少猝死；④保护心脏，减少冠心病急性发作。

使用β受体阻滞剂的禁忌证有哪些

β受体阻滞剂因有减慢安静和运动时的心率、降低血压、减低心肌收缩力的作用，对冠心病心绞痛、某些急性心肌梗死及快速心律失常有一定治疗作用，但有些患者不能应用，包括：①有Ⅱ度、Ⅲ度房室传导阻滞的患者；②心动过缓，心室率≤60次/分者；③低血压者；④心力衰竭者；⑤哮喘及过敏性鼻炎的患者；⑥怀孕妇女；⑦肝肾功能有严重障碍的患者。

灌溉心田的水利枢纽——冠心病篇

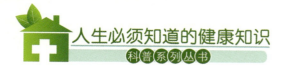

钙离子拮抗剂治疗冠心病的机制是怎样的

体内血管及心肌的收缩都需要钙离子。硝苯地平（心痛定）、硫氮卓酮、维拉帕米（异搏定）这3种药物都属于第一代钙离子拮抗剂。这组药物的共同特点是阻止钙离子通过细胞膜上的"慢通道"内流到血管平滑肌和心肌细胞内，抑制血管收缩，可产生较强的扩张周围血管和冠状动脉的作用，并对心肌收缩力有一定的减弱作用。但这3种药物的分子结构、药理作用机制和临床效果并不相同，对于冠心病的治疗作用也有所不同。所以，这3种药物的共同作用点是使冠状动脉扩张，不仅缓解冠脉痉挛所致的心绞痛，对于由运动诱发的冠脉收缩也可拮抗，并且都能降低血压、减轻后负荷。这都符合治疗心绞痛的机制。硫氮卓酮还能减慢窦房结的频率使心率减慢，维拉帕米（异搏定）可使心肌收缩力减弱，这些都使心肌耗能量降低而为缓解心绞痛的重要机制。

对于冠心病急性心肌梗死，不能用硝苯地平（心痛定）治疗。因为硝苯地平（心痛定）会使周围血管扩张很明显，常引起反射性心动过速，可使心肌梗死面积扩大，增加病死率。硫氮卓酮对于非Q波心肌梗死、维拉帕米（异搏定）对于梗死后的心脏有些保护作用。但这些药物使用都必须由有经验的医生来掌握，因为它们都有一定的禁忌证及不良反应。

冠心病治疗的最新策略有哪些

国内还没有统一的新的治疗策略。美国两个主要心脏病学会ACC及AHA于1995年7月1日《新闻公报》专家委员制定的新的治疗策略可作为参考。这种策略为冠心病患者延长生存期、改善生活质量、提高血管成形术及旁路移植术的安全性，以及减少心脏病发作创造了条件，其内容包括：

（1）停止吸烟。患者及家人均须完全戒烟，为此，须进行必要的劝导，必要时服尼古丁。

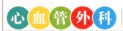
（2）降血脂。初步目标为使低密度脂蛋白（LDL）降到2.6毫摩/升以下；第二个目标为使高密度脂蛋白（HDL）增加到0.91毫摩/升以上，使总胆固醇降到5.2毫摩/升以下。这些目标是通过控制体重、增加运动量、停止吸烟及药物治疗来实现的。

（3）如健康状况允许，应进行体育锻炼，至少每周3~4次，每次30分钟。

（4）减肥。加强饮食控制，并适当增加活动量，尤其是超重的高血压、高血糖及高血脂患者需要减肥。

（5）抗凝/抗血小板治疗。患者根据具体情况服用阿司匹林或华法令。

（6）服用血管紧张素转换酶（ACE）抑制剂。心梗后的高危患者应及早服用此类药物（如卡托普利、依那普利、苯那普利、培哚普利等）。一切有左室功能障碍或心衰的患者应无限期服用。

（7）服用β受体阻滞剂。高危患者应于心梗后5~28天开始服用并至少连续服用6个月，亦可根据需要用于控制心绞痛、心律失常及高血压。

（8）雌激素。所有绝经后妇女如无禁忌证均应补充雌激素。

（9）血压控制。所有血压超过18.7/12千帕（140/90毫米汞柱）患者均应通过控制体重、增加运动量、限制饮酒及限盐来改变生活方式以降低血压。如不能达到降压目标或基础血压在21.3/13.3千帕（160/100毫米汞柱）以上，则应采用药物降压。

专家委员会强调，医生有责任动员患者改变生活方式并坚持按时服药。我们认为上述内容对我国冠心病患者的治疗基本上也是适用的。

冠心病患者应随身携带哪些药物

冠心病患者在外出旅行、开会、疲劳、紧张、情绪活动或体力活动增加等情况下，可能发生心脏病的急性发作。

（1）心绞痛的发作，需要及时舌下含服硝酸甘油或立即从口腔喷雾硝酸甘油，

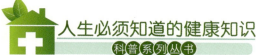

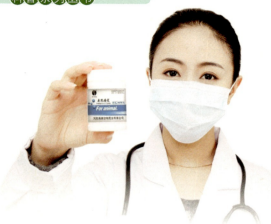

这是冠心病患者随身应带的首要药物。

（2）有些患者胸痛持续时间很长，含服硝酸甘油不能缓解，应怀疑发生急性心肌梗死的可能。这时应立即到医院急诊检查，并应立即嚼服一片160~300毫克的阿司匹林。因阿司匹林能抗血小板汇聚，有可能减少血栓形成。

（3）在心绞痛发作后，有时可在短时间内出现反复，含服短效硝酸甘油后，应服1片长效硝酸甘油。

（4）一般在心绞痛反复发作时，精神较紧张，应同时服一片地西泮（安定）以使心神安定，并可减少心肌耗氧量、减少心绞痛发作。

（5）在心绞痛发作时，出现心悸、心率比较快（如超过100次/分），如果平时并无哮喘或心跳太慢的话，也可服小剂量美托洛尔（美多心安）25毫克。

心绞痛发作时怎样处置

冠心病患者应随身携带硝酸甘油、硝酸异山梨酯（消心痛）、硝苯地平（心痛定）或阿替洛尔（氨酰心安）等药物。心绞痛发作时，应立即休息，停止任何活动。不论什么类型的心绞痛，硝酸甘油舌下含服剂都是首选药物。首先舌下含1片硝酸甘油，如果胸痛不缓解，每3~5分钟可加1片，一般总量不宜超过5片。胸痛缓解时间较长者可加用硝酸异山梨酯（消心痛）1~2片舌下含化；自发型心绞痛可加用美托洛尔

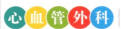

（心痛定）半片，嚼碎后舌下含化，10分钟后不缓解可加半片；心动过速，如心率超过每分钟100次，可服半片阿替洛尔（氨酰心安）。如果采取上述措施30分钟后心绞痛仍不缓解，应及时到医院治疗。应当注意，硝酸甘油容易变质，应放在棕色瓶中保存，并注意其有效期。判断硝酸甘油是否有效的最简单方法是让正常人舌下含1片，若很快出现头胀、头痛及颜面发热，表明仍有效，有些表现也是硝酸甘油的常见不良反应。另外，硝酸甘油还可引起低血压，大量使用硝酸甘油后引起的血压过度下降，可加重心肌缺血。

心绞痛发作时的处理如下。

（1）劳力型心绞痛（运动、情绪激动时发作及卧位型心绞痛）：硝酸甘油1片→硝酸甘油1片→硝酸甘油1片→硝酸异山梨酯（消心痛）2片→硝酸甘油1片→硝酸甘油1片。心动加速加阿替洛尔（氨酰心安）半片。

（2）自发型心绞痛（静息、休息时发作）：硝酸甘油1片→硝苯地平（心痛定）半片→硝酸甘油1片→硝苯地平（心痛定）半片→硝酸甘油1片→硝酸甘油1片，心动过速加阿替洛尔（氨酰心安）半片。

急性心肌梗死怎样处置

急性心肌梗死是一种来势凶险的疾病，在发病后头几个小时内病死率很高，患者发生心室颤动及心跳骤停的危险性很大。有人统计，在急性心肌梗死死亡的患者中，有一半死在发病2小时内。所以，一旦怀疑急性心肌梗死，应立即采取抢救措施。就地抢救非常重要，因为大多数急性心肌梗死发生在医院外，如不及时处置，可能失去救治机会。

在急性心肌梗死患者转运途中应注意下列问题。

（1）给氧气：急性心肌梗死时，不论有无并发症，都有不同程度的缺氧。在转运途中一般可用鼻导管吸氧，速度2~4升/分。

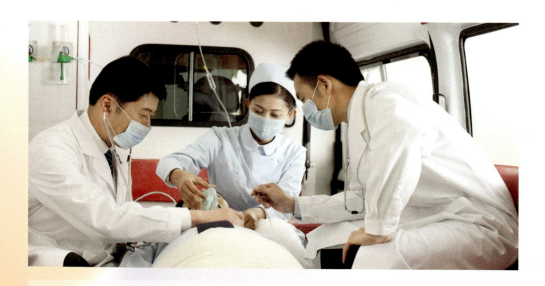

（2）止痛：剧烈疼痛常使患者烦躁不安，容易扩大梗死面积，诱发心律失常及心力衰竭。

（3）给硝酸甘油：硝酸甘油可扩张冠状动脉，增加侧支血流到缺血心肌，有利于缓解缺血性疼痛。可舌下含服三硝酸甘油或使用经皮吸收的硝酸甘油贴膜。当然若能静脉输滴硝酸甘油效果会更好。

（4）应当予以心电监测。如果没有心电图机，最好给予预防性注射利多卡因，以防途中室颤。如有医护人员陪送，应该准备除颤器。

（5）嚼服160~300毫克阿司匹林，以抗血小板聚集。

急性心肌梗死发病早期不易与心绞痛鉴别，可先按心绞痛治疗，具体方法见本书心绞痛的治疗内容。当硝酸甘油等治疗无效，疼痛剧烈，时间超过30分钟时，应当想到可能发生了急性心肌梗死，并迅速通知医疗急救部门。在专业救护人员到来之前，可继续给予阿司匹林（160~300毫克嚼服）、硝酸甘油、硝酸异山梨酯（消心痛）、阿替洛尔（氨酰心安）治疗，但不应再给硝苯地平（心痛定）。因为急性心肌梗死的发病中有90%是由于冠状动脉血栓形成，硝苯地平（心痛定）不但无效，反而可增加心肌耗氧，加重心肌缺血。疼痛剧烈者可用吗啡或哌替啶（杜冷丁）止痛。应尽早吸氧。在向医院转送的途中，不应撤掉氧气。病情严重时，单纯鼻导管给氧不能纠正严重的低氧血症，应当及时气管内插管给氧。如果出现心律失常，应当给予抗心律失常药物。如果出现心跳骤停，应立即开始人工呼吸及胸外心脏按摩，待心肺复苏成功后再送往医院。

急性心肌梗死的溶栓疗法是怎样的

急性心肌梗死后心肌坏死的数量是决定患者预后最重要的因素。限制心肌坏死范围的最有效方法是早期恢复冠状动脉血流。

急性心肌梗死中，90%是因为血栓形成后堵塞冠状动脉所造成的结果。因此，使用药物将血栓溶解，使冠状动脉再通，引起了人们广泛兴趣。近10年的临床实践也证实，静脉溶栓疗法简便可行，能明显缩小心肌坏死范围，降低病死率。目前常用的溶栓药物有：尿激酶、链激酶和r-tPA。在发病6小时内溶栓，尿激酶和链激酶的再通率为50%~60%，r-tPA为60%~70%。溶栓越早，再通率越高，心肌坏死范围也越小。发病超过6小时溶栓的再通率很低。r-tPA虽然再通率高，但价格昂贵；链激酶偶有过敏；尿激酶为国内首选的溶栓剂。

溶栓疗法的主要并发症是出血，如皮肤、胃肠道、泌尿系出血，最严重的是脑出血，发生率约为0.6%。脑出血后近一半患者死亡。因此，近期有脑血管病、出血性疾病及严重高血压者不宜采用溶栓疗法。溶栓成功后患者胸痛可迅速减轻、心电图ST段迅速回降、血清心肌酶高峰前移，住院期病死率可下降15%~25%。

（1）静脉溶栓的适应证。进行溶栓治疗，首先应强调患者必须是没有溶栓禁忌证。符合下述情况者，则应及早给予溶栓治疗：①患者缺血性胸痛持续半小时以上；②胸前至少相邻两个心电图导联ST段抬高>0.2毫伏，或Ⅱ、Ⅲ、aVF导联ST段抬高≥0.1毫伏；③胸痛发作时间在6小时以内；④无溶栓禁忌证；⑤年龄一般不限，但高龄患者不良反应相对较多。

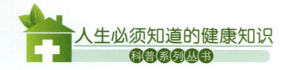
（2）静脉溶栓的禁忌证。因为应用溶栓剂最大的不良反应是出血，所以绝对禁忌证主要包括：①活动性内出血，如活动性溃疡病及痔疮出血等；②可疑主动脉离断；③持续时间较长的或造成损伤的心肺复苏；④近期内有脑外伤或颅内新生物，2周内有手术或外伤史；⑤糖尿病性出血性视网膜病及其他出血性眼病；⑥妊娠；⑦对溶栓剂如链激酶有过敏反应史；⑧血压＞24/16千帕（180/120毫米汞柱）；⑨有脑血管意外史，如脑溢血。

经皮冠状动脉成形术是怎样的

已证实，经皮冠状动脉成形术（PTCA）确可作为一项治疗急性心肌梗死有效的措施在临床推广应用。因被阻塞的冠状动脉被开通后比静脉溶栓充分，血流较好，而且亦无脑出血之忧。但该项技术需要高精的X线设备及一批心导管技术精湛的人员操作，并要在每天24小时内随时都可开展工作。因此，在一般医院中很难具备这些条件。所以，对于病情尚稳定的急性心肌梗死患者，应首先静脉内溶栓。那么，什么样的患者在何种条件下应进行紧急PTCA呢？

（1）心绞痛发作6小时内入院，符合溶栓条件，但有显明的溶栓禁忌证，此时，如医院导管室具备做紧急PTCA条件时，可不失时机地给患者进行紧急PTCA治疗。

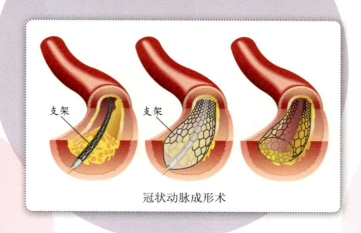

冠状动脉成形术

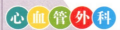

同时要指出的是，紧急PTCA只适合于那些大面积心肌梗死、处于高危中的患者。

（2）间歇、持续性心绞痛，表明患者可能为"顿挫性"梗死，特别是伴有心电图改变，但无明确的溶栓指征者。

（3）急性心肌梗死发病在18小时以内，患者合并有心源性休克或泵衰竭。

（4）曾做过冠脉搭桥术，怀疑移植的血管发生闭塞者。在PTCA术中或术后，如发现冠脉内有残余血栓者，应进行冠脉内溶栓。所有溶栓药的剂量比静脉用药量小，因而，出血并发症很低。

（5）溶栓失败的患者，有条件也可考虑再做PTCA。

冠脉内支架植入预防再狭窄

冠状动脉在经皮冠脉成形术（PTCA）后小部分患者可发生急性血管闭塞、血管内膜撕裂，在半年内亦有30%的患者可在原来扩张部位再闭塞，因此设计出特制的金属支架。这种支架植入的目的为：①防止血管性回缩并有效地减少血管成形术后的残留狭窄；②有效处理PTCA中内膜撕裂和血管闭塞的并发症。从1988年临床应用以来，效果较好，已初步成功地达到以上目的。

目前临床用的支架有两大类：一种是自体扩张支架，将支架送到冠状动脉病变处后可自动打开支撑在血管内壁，例如由多根不锈钢丝编成网形结构的Wallstent支架、某些有特殊记忆性能的金属制成的热记忆支架等；另一种是球囊扩张支架，即支架包绕在球囊上，利用球囊导管将支架送到冠脉病变处，加压充盈球囊将支架打开，撑于血管内壁，随后球囊减压退出冠脉，支架则固定在冠脉病变处，例如Cook支架、Palmaz-Schatz支架等。

为预防PTCA后半年内的再狭窄，改用支架植入后，再狭窄有所减少。但冠脉内支架植入有一定的适应证、禁忌证，并且对医疗单位及操作技术人员的素质要求较高。

灌溉心田的水利枢纽——冠心病篇

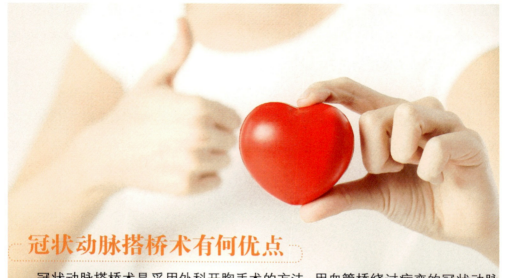

冠状动脉搭桥术有何优点

　　冠状动脉搭桥术是采用外科开胸手术的方法，用血管桥绕过病变的冠状动脉而到达缺血心肌，改善缺血心肌的供血供氧。与"最好的药物"相比，在冠状动脉左主干病变的患者、3支血管病变（左冠状动脉前降支、左冠状动脉回旋支和右冠状动脉狭窄）或两支病变血管中有1支为左冠状动脉前降支近端的患者，采用冠状动脉搭桥术可以进一步改善存活质量。对于左室功能受损的患者受益更大，尽管这些患者手术有一定的病死率。

急性心肌梗死并发症的处置是怎样的

　　（1）心律失常：心律失常是急性心肌梗死最常见的并发症，以室性心律失常最多，如室性早搏、室性心动过速及心室颤动。总的发生率为60%~100%，是急性期死亡的主要原因之一。近年来由于心电图监护系统的普及与完善，各种治疗的进展，住院期间心律失常的病死率已经明显下降。

　　（2）心力衰竭：心肌缺血坏死后，心肌的射血功能减弱，出现肺水肿及低血压，常常表现为呼吸困难、喘憋，平卧位加重，严重时咳粉红色泡沫样痰。随着心律失常

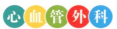

病死率的下降,心力衰竭造成的死亡变得更加突出,特别是老年人心肌梗死并发心力衰竭的病死率较高。治疗一般采用血管扩张剂如硝普钠、硝酸甘油等,也可用利尿剂、血管紧张素转换酶抑制剂及强心剂。

(3)心源性休克:若心肌坏死的范围很大,可产生严重的心力衰竭而导致休克。80%的心源性休克发生在发病24小时内,患者表现出皮肤发凉、苍白、出冷汗、口唇及甲床发绀,有时皮肤苍白与发绀相间,呈花纹样;尿量减少,烦躁不安或表情淡漠,重者意识模糊甚至昏迷。心源性休克是急性心肌梗死最严重的并发症之一,其发生率约为10%,经过治疗的患者病死率仍高达50%~80%。

(4)心脏破裂:是急性心肌梗死最严重而并不少见的并发症,尤其是左室流离壁破裂,患者往往迅即死亡,室间隔穿孔及乳头肌断裂可迅速加重心力衰竭而导致死亡。冠状动脉早期再通可减少心肌坏死范围,起到预防心脏破裂的作用。

(5)心室室壁瘤:室壁瘤并非心脏肿瘤,而是心肌梗死的并发症。心脏收缩时,梗死区坏死的心室壁在心室腔内压力下,呈瘤样向外膨出,因而称为室壁瘤。室壁瘤发生率约为20%,特别是大面积梗死的患者易于发生。较小的室壁瘤预后良好,但占左室面积20%以上的较大的室壁瘤,可产生顽固性心力衰竭、难治的致命性心律失常及严重心绞痛,应采用外科手术切除,一般在梗死后半年内手术为宜。

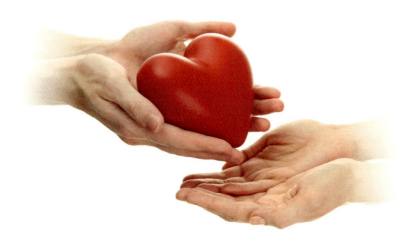

审时度势判断冠心病的预后

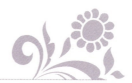

影响急性心肌梗死长期预后的因素有哪些

影响急性心肌梗死长期预后的因素很多，主要包括年龄、梗死范围、左心功能状况，冠状动脉残余病变及有无室性心律失常、室壁瘤等。

（1）一般急性心肌梗死后第一年病死率为10%~15%，尤以梗死后1个月内最高，多数死于室颤、心力衰竭或再梗。以后病死率降低，平均每年约5%，年龄越大病死率越高，80岁以上者高达50%。

（2）决定梗死后病死率的最重要因素是左室功能状况，若胸片显示心脏大，左室射血分数（代表左室收缩能力）低，则比心脏不大、左室射血分数正常者病死率高几倍。有报道左室射血分数小于30%者死亡危险比正常者高5倍。心肌梗死范围越大、左室射血分数越低者预后越差。

（3）梗死后有无心绞痛及冠脉残余病变的程度和范围也是决定病死率的重要因素，例如梗死后存在严重缺血的患者，第一年病死率高达20%。

（4）是否存在复杂的室性心律失常、室壁瘤和左室功能障碍等也影响预后。这些情况可互为影响引起心力衰竭或猝死。

（5）剧烈胸痛持续24小时以上，心肌酶增高4~5倍以上及高龄患者病死率较高。

长期预后也与是否坚持治疗，梗死后使用血管紧张素转换酶抑制剂、阿司匹林、降脂药物等有一定关系。

心肌梗死患者怎样进行家庭康复治疗

急性心肌梗死的患者，在医院度过急性期后，如病情平稳，医生会允许回家进行康复治疗。那么，在家怎样进行自我康复治疗呢？总的原则是做到"三要"、"三不要"。"三要"是：一要按时服药，定期复诊；二要保持大便通畅；三要坚持体育锻炼。"三不要"是：一不要情绪激动，二不要过度劳累，三不要抽烟、饮酒和吃得过饱。在上述原则中，坚持合理适当的体育锻炼是康复治疗的主要措施。因为心肌梗死后，两三个月乃至半年左右，心肌坏死早已愈合，疾病进入复原期，此时促进体力恢复，增加心肌侧支循环，改善心肌功能，减少复发及危险因素，是康复治疗的目的。因此要做到：

(1) 掌握好运动量：这是一个关键问题。过小的运动量，实际只起安慰作用；过大则可能有害。一般所指的合适的运动量，都有轻微的出汗，呼吸次数稍有增加，并

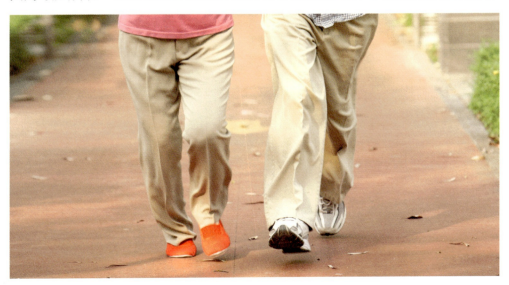

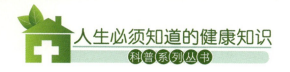
有轻微劳累感但并无不舒适的感觉。

（2）运动前准备及分期：在运动之前应先做一些柔和的肢体活动等准备活动，以免骤然活动引起肌内痉挛，甚至诱发心绞痛。锻炼完了也应进行慢步行等恢复动作，避免骤然停止使心脏发生问题。运动的这些阶段分别称为准备期、运动期和缓解期。

（3）运动量要循序渐进：刚开始时，一次锻炼，可以只有20~30分钟，以后增至45~60分钟。其中准备期和缓解期各5~10分钟，运动期20~30分钟。如果体质较弱者，刚开始运动时，可把一次运动量分几次完成。

（4）运动方式和方法：要根据病情轻重、体质强弱、年龄大小、个人爱好等条件，与医生共同商量，选择能够长期坚持的项目。最好是步行、慢跑、打太极拳、练气功、骑自行车等项目。如果康复顺利，可在心肌梗死后第8~9周，复查运动试验和动态心电图。如无心绞痛等症状或心电图心肌缺血进一步改变，即可恢复轻微的工作。

心肌梗死患者恢复后是否能够参加工作

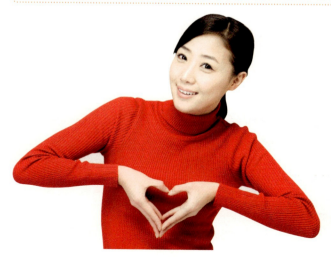

患过心肌梗死的人，心肌已留有瘢痕，心功能有所下降。但是否就变成"残废"或永远不能工作了呢？

当然不是。心肌梗死后大多数人能恢复部分工作，这要看梗死面积大小及心脏功能状态而定。事实上，有相当多的心肌梗死患者，心肌梗死面积不大，没有明显的并发症，仍然可以恢复到相当于病前的心功能状态。这样的患者在心肌梗死后2~3个月就可恢复轻微工作。即使有的患者梗死面积较大或在急性期合并了某些并发症，但只要恢复得很好，病情稳定，无心绞痛等不适症状，半年后仍可参加一般的社会活动及适当的工作。但要定期到医院检查，特别是第一年更要多检查。据北京地区随访组调查结果表明，心肌梗死病后第一年，病情最不稳定，病死率高，再次发生心肌梗死的机会也多。这可能和梗死周围侧支循环建立还不完善有关。因此恢复期积极参加适量的体力活动，有利于心脏血管侧支循环的建立。

但是要注意，切不可过度劳累，要有"度"。如有病情变化，要及时到医院就诊。

为什么说再发心肌梗死的危险性更大

急性心肌梗死是一种严重的心脏疾患。已死的心肌无法复生。首次心梗急性期病死率为15%左右，而再次心梗时高达35%以上。

二次心梗可以是在原来梗死的部位再次发生，使已有的梗死区进一步扩大，但多数是另外的血管支阻塞而形成新的梗死区。二次梗死总的结果是死亡心肌增多使无收缩功能的心肌面积明显增大，出现严重并发症的机会增多。视梗死面积大小，可不同程度地引起心排血功能减低，甚至发生心力衰竭、心源性休克，如严重影响到传导系统可引起心率极度缓慢，可能发生阿—斯综合征。心梗面积大时，可使心肌心电不稳，易于发生室颤等致死性心律失常。再发心梗还易引起室壁瘤，甚至心脏破裂。

再发心肌梗死，还对患者造成精神过分紧张、恐慌、忧虑等心理压力，使病情不易恢复或突然再加重。

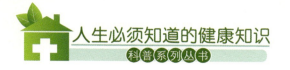

怎样预防心肌梗死治愈后的再发

急性心肌梗死经过积极抢救，坏死的心肌逐渐被瘢痕组织代替，而达到临床治愈。但是引起心肌梗死的基本病因——动脉粥样硬化并没有减轻，各种危险因素还可能在起作用，许多诱因也会再度出现，再次心梗的危险依然存在。因此，必须坚持二级预防。预防方法如下。

（1）应用β受体阻滞剂等药物。国外通过大量病例对照实验观察，证实β受体阻滞剂对于预防再梗和后期猝死率有肯定效果，病死率较对照组下降20%~40%。如无应用β受体阻滞剂的禁忌证，则应当从发病3~4天开始用药，连续6个月以上。国内主张剂量不宜过大。

（2）长期服用小剂量阿司匹林，但应定期检查有无出血倾向。

（3）应当长期服用血管紧张素转换酶抑制剂防止心室重构（即心腔进行性扩大变形）。

（4）更年期后女性患者，如在妇科监测下，原则上没有应用雌激素的禁忌，则应适量补充雌激素。

（5）适当地进行体力活动和力所能及的锻炼。

（6）控制体重于正常水平，一定不要超重。

（7）控制血压于正常水平，一般心梗后心压都下降，如仍高于正常者，应加合适的降压药物。

（8）控制血脂，特别对已发生过心肌梗死的患者，其总胆固醇应降至4.68摩尔/升以下，低密度脂蛋白胆固醇应降至2.6摩尔/升以下。

另外，还应当在医生的指导下坚持服药，门诊随访，观察病情，调整用药；减轻精神压力，增加生活乐趣；急性心梗恢复后，病情平稳，又出现心绞痛时，应及时去医院诊治，防止再梗。

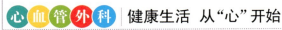

冠心病的预防

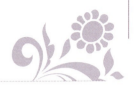

　　冠心病的基本病因是动脉粥样硬化。动脉粥样硬化起病隐袭，幼年即可发病。待表现出血管狭窄、供血不足的症状时，多已是纤维化严重，伴有钙化、溃疡的晚期病变，现代医疗手段难以使其转复。实验研究以及近年几十项大规模多中心随访多年的临床试验已经证明，降低血脂，特别是总胆固醇及低密度胆固醇（LDL–C）可使一部分患者的早期粥样病变消退，大幅度减少冠心病急性事件及提高生存率。但对晚期已出现复杂病变的粥样斑块则效果差。所以，目前对付动脉粥样硬化、冠心病必须重在预防，重在控制种种危险因素，坚持预防为主的方针。

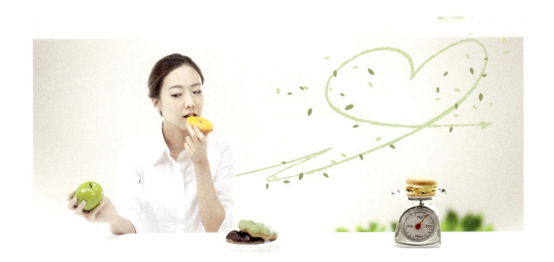

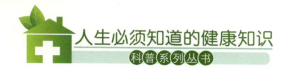

什么是冠心病一级预防

一级预防，是对没有冠心病的人群预防冠心病的发生，即控制好各种心血管病危险因素。

有很多因素可以加速动脉粥样硬化的进程，这些因素都称为心血管病的危险因素。最常见的危险因素有高血压、血脂异常、糖尿病、吸烟等。如果控制了这些危险因素，冠心病的发病率和病死率可以明显降低。

冠心病一级预防的具体措施有哪些

（1）生活方式干预：现代不健康的生活方式特别是致动脉粥样硬化性饮食、吸烟和缺乏体力活动是心血管病的源头。其致病作用主要通过前述的生物学危险因素如血脂异常、高血压、肥胖、糖尿病等表现出来。因此调整生活方式是心血管病的重要预防措施，需积极尽早进行。研究发现，通过有效改善生活方式，可使高血压减少

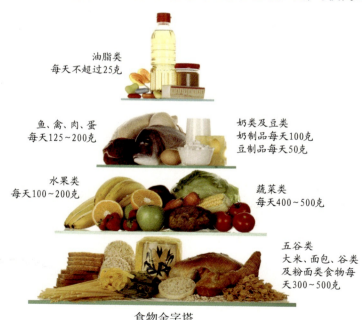

油脂类
每天不超过25克

鱼、禽、肉、蛋
每天125~200克

奶类及豆类
奶制品每天100克
豆制品每天50克

水果类
每天100~200克

蔬菜类
每天400~500克

五谷类
大米、面包、谷类
及粉面类食物每
天300~500克

食物金字塔

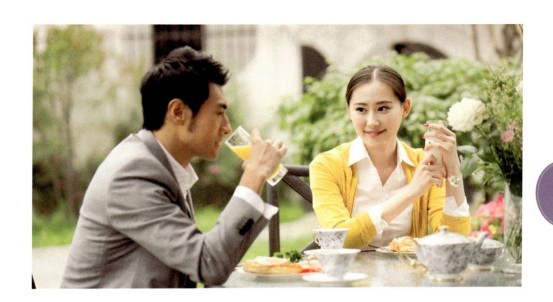

55%，冠心病减少75%，糖尿病减少50%，平均寿命延长10年以上。因此，生活方式的干预是多重心血管病危险因素防治的基础。

（2）饮食干预：致动脉粥样硬化性饮食主要指高能量、高脂肪、低纤维膳食模式。许多前瞻性研究显示此种膳食模式可显著增加心血管病发生风险，同时，国际上已有多个对膳食疗法荟萃分析的结果显示合理膳食具有良好的调脂、降压效果。

（3）合理膳食，减少脂肪摄入：流行病学资料显示，高脂膳食特别是饱和脂肪酸、反式脂肪酸、胆固醇摄入过多会升高血清LDL-C，增加心血管病发生风险。WHO2007指南建议，膳食中脂肪总量应减至约占总能量的30%，饱和脂肪酸不宜超过总能量的10%，适当增加单不饱和脂肪酸（占能量的10%~15%）和多不饱和脂肪酸（占能量的10%）；胆固醇摄入量不超过300毫克/日；减少动物脂肪、人造黄油和氢化油的摄入。

（4）戒烟：作为心血管病的一个独立危险因素，吸烟对我国人群心血管病的致病危险仅次于高血压。吸烟超过20支/日者罹患心血管病的发生率比不吸烟者高

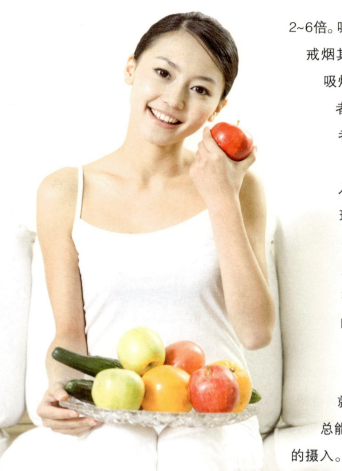

2~6倍。吸烟时间越长，危险越大。若及时戒烟其发病率可随之下降。长期被动吸烟者所受的不良影响是主动吸烟者的80%~90%，所以应鼓励吸烟者尽早戒烟。

（5）适量能量摄入：能量摄入应与体力活动相适应，以维持理想体重为原则。过多的能量会在体内转化成脂肪储存，造成肥胖和超重。而肥胖和超重人群高血压、高血脂、2型糖尿病的患病率明显高于正常体重者。基线体重指数比正常每增加1千克/平方米，冠心病的发病率就增高12%。体重超标者应限制总能量特别是高糖类和高脂肪食物的摄入。

（6）减少钠盐摄入：英国学者对世界52个国家和地区约1万人的调查发现，吃盐过多与高血压有直接关系。WHO 2007指南建议每日食盐不宜超过5克。限盐饮食在降低血压的同时亦可降低发生心血管病的长期风险。

（7）增加膳食纤维：大量流行病学调查显示膳食纤维与心血管病的发生风险呈明显负相关，高纤维膳食能减少20%~40%的心血管病发病率。谷物纤维在降低心肌梗死的发生风险中效果最明显，增加全谷物摄入（2~5份/日）比对照组（0~2份/日）能降低37%的发病风险，而水果、蔬菜等纤维的增加则与降低心因源猝死的风险关系密切。WHO 2007指南建议每日至少进食400克的蔬菜、水果和全谷及豆类食物。

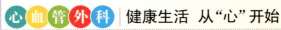

（8）限制酒精摄入：酒精摄入量与心血管病风险呈U形关系已被前瞻性研究结果证实，即适量饮酒者比不饮酒和大量饮酒者的心血管病病死率都低，特别是红葡萄酒具有比较明显的心血管保护作用。相反意见认为，由于心血管病的危险因素很多，适量饮酒的益处可能是多重混杂因素综合作用的结果。目前的一般原则是大量饮酒者一定要减量或戒酒，并且不推荐将少量饮酒作为预防心血管病的方法。

（9）加强体力活动：流行病学调查结果显示，从事一定体力劳动和坚持体育锻炼的人，比长期坐位工作和缺乏体力活动的人冠心病患病率低。增加体力活动可减少20%~50%的心血管病病死率，特别是中等强度的体育锻炼对心血管有明显的保护作用。但是最近有研究发现，家务劳动对改善心血管危险因素不起作用。体力活动应以有氧锻炼为主。步行是最安全有效的运动方式。WHO 2007指南建议每日至少进行30分钟的中等强度运动。

（10）降压治疗：血压水平与心血管病患病率呈正相关。在我国，成人的血压在14.7/10.0千帕（110/75毫米汞柱）以上，随着血压水平的升高，心血管病发生率持续增加。根据现有证据建议，所有高血压患者的血压值均应控制在18.7/12.0千帕（140/90毫米汞柱）以下，甚至更低。因为血压正常高值16.0~18.5/10.7~11.9千帕（120~139/80~89毫米汞柱）人群日后易发展成为高血压患者，所以对这部分人群应提前干预，通过改善生活方式（低盐、低脂、限酒等），以预防高血压及心血管病。

（11）调脂治疗：血总胆固醇和LDL-C升高及HDL-C降低是冠心病和缺血性卒中的危险因素。最新研究显示血总胆固醇作为冠心病的危险因素，没有最低阈值。他汀类药物减少高危患者的主要冠状动脉事件、心肌梗死和死亡等方面的作用已被肯定，可使心肌梗死的初发或复发减少30%~40%。目前对心血管病高危人群血脂异常的干预即是以他汀类药物为基础的联合用药。

（12）降糖治疗：糖尿病是冠心病的等危症，特别是对女性而言。糖耐量异常和空腹血糖受损被认为是糖尿病前期，其与心血管事件的关系也日益受到重视。对于

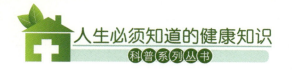

10年内心血管病发生风险超过10%、空腹血糖超过6毫摩尔/升的个体在饮食控制的基础上应给予二甲双胍类降糖药。

（13）抗血小板聚集药物治疗：动脉粥样硬化斑块破裂、血小板聚集、最终形成血栓，是导致血栓性事件的关键环节，因此抗血小板聚集治疗在心血管病的防治中起重要作用。阿司匹林能抑制环氧化酶、阻断血栓素A2的形成，抑制血小板聚集、

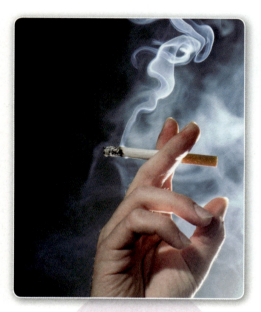

防止血栓形成，是防治心血管病的基石。专家建议冠心病高危人群应接受阿司匹林（75~100毫克/天）进行一级预防。

什么是冠心病二级预防

冠心病二级预防，就是指对已经发生了冠心病的患者采取防治措施，目的是改善症状、降低病死病残率，同时防止冠心病复发。

冠心病二级预防的策略是怎样的

二级预防的措施包括一级预防的所有措施。另外，还要注意避免冠心病的诱发因素如饱餐、大量饮酒、过度劳累、精神紧张、情绪激动、突然的寒冷刺激等。简单地说，冠心病二级预防的主要措施有两个，一个是寻找和控制危险因素；另一个是可靠持续的药物治疗。二级预防提倡"双有效"，即有效药物、有效剂量。近年主张长期服用小剂量（每日80毫克）阿司匹林可有效减少血小板聚集，预防冠心病的发生。戒烟、控制血压和血脂异常对于已有心肌梗死和心绞痛的患者特别重要。

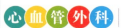
什么是冠心病三级预防

有并发症的冠心病患者，大多数存在多支血管病变，心肌缺血范围较广且较重，易发生室壁瘤，潜在着心脏破裂的危险，心功能较差，易发生恶性心律失常及附壁血栓等症，往往容易导致死亡。这类患者向来被划为高危人群，也列为运动禁忌对象。

三级预防的目标是积极治疗并发症，稳定病情，保护心脏功能，控制心律失常，提高生存质量，延长寿命。

冠心病三级预防的意义有哪些

冠心病的病理变化开始于少年期。随着时间的迁移，冠状动脉的粥样变化逐渐发展，这就给预防工作提供了宝贵的机会。

做好冠心病三级预防康复，培养患者健康的生活习惯和行为方式，不断强化自我保健意识，可使冠心病的并发症和病死率降低到最低限度。

灌溉心田的水利枢纽——冠心病篇

（本章编者：王立新）

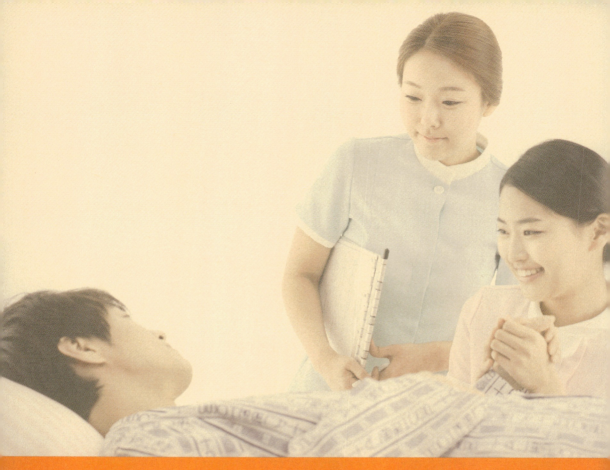

YUANNIN DE "XINZANG FAMEN" YONGYUAN JIANKANG KAIHE ——XINZANG BANMOBING PIAN

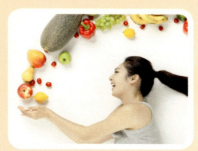
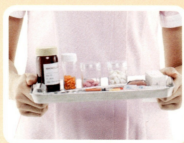
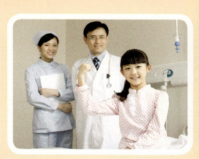

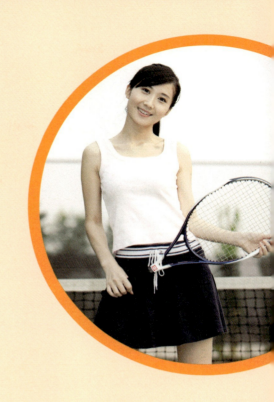

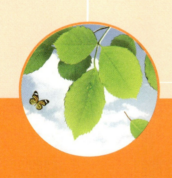

愿您的"心脏阀门"
永远健康开合
——心脏瓣膜病篇

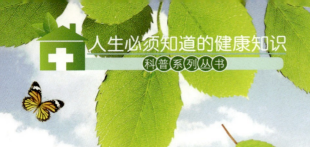

　　"是牛心帮了我的大忙啊！"躺在心血管外科病床上的李大爷一再地说。牛心起了什么关键作用，能让老人如此无限感慨呢？故事还得从十几年前说起。

　　李大爷今年63岁，年轻时得过风湿性关节炎，到医院找大夫看看，吃了些药，症状逐渐消失，也就没有再多理会。然而，十几年前李大爷出现了干完重活就呼吸急促的症状，并伴有咳嗽，等休息后症状就会消失。开始李大爷觉着问题不大，又不愿多花钱，就一直没有去医院看。可是最近情况愈来愈严重，一般体力活动后就会感觉心跳、气促、头晕、胸闷、咳嗽，还咯血丝痰，严重时呼吸困难，夜间不能平卧，下肢浮肿，胃口也不好，不想吃饭还有肚子胀。李大爷只好来到医院就诊。医生询问病史并查体后让他做了心电图、超声心动图、X线及血液化验等辅助检查。结果出来后，确诊为风湿性心脏病、二尖瓣狭窄、主动脉瓣狭窄并关闭不全、同时伴有心房颤动及左房血栓形成。李大爷不得不住院治疗。住院后医生对他的心功能进行了系统的调整，口服强心利尿药物，同时静脉输液增加心肌的营养储备。经过两周的术前准备，李大爷心功能调整到较好的状态，医生为他进行了二尖瓣、主动脉瓣生物瓣置换和左房血栓清除手术。而这个被放入大爷心中的生物瓣，就取材于牛的心包。手术非常成功，手术后2天，他就从心外科监护室转入了普通病房。躺在武警总医院心外科的病床上的李大爷，呼吸匀称、红光满面，让人无法相信他曾是一名被心脏病折磨了十余年的老病号。为他主刀的，正是武警总医院心血管外科主任王奇教授。

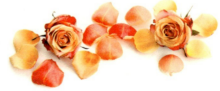

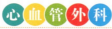
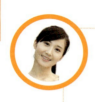

"心脏阀门"
为什么会失灵

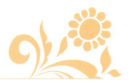

正常人体中的心脏瓣膜是什么样子的

　　正常人的心脏共有4个主要的心脏瓣膜，分别是二尖瓣、三尖瓣、主动脉瓣及肺动脉瓣。每个瓣膜由2~3个瓣叶组成。瓣叶正常时是薄、光滑、富有弹性的。它们张开时让血液流过，关闭时则防止血液倒流。瓣膜的开放与关闭起着单向阀门作用，使血液只能从一个方向流向另一个方向而不倒流，同时它们的口径又能保持一定的血流量，令血液正常地循环全身，完成人体的正常功能。

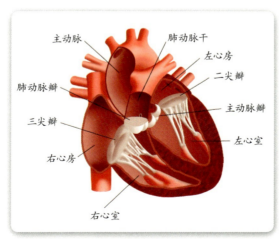

心脏瓣膜

心脏瓣膜病是怎么回事儿

如果心脏的瓣膜发生了问题我们就称为心脏瓣膜病。由于瓣膜组织增厚、变形，使瓣膜不能充分开放，且阻挡血液正常的流动的病变，我们叫作瓣膜狭窄。由于瓣膜变得无力或瓣环扩大，瓣膜不能完全闭合，当瓣膜关闭之后，血液仍能经过瓣膜的我们称为瓣膜关闭不全。一组瓣膜有可能既狭窄又关闭不全。如果两组以上的瓣膜都有病变，我们称为联合瓣膜病变。

心脏瓣膜病会对人体造成什么危害

心脏瓣膜病对人体的危害要根据病情的发展程度而定。总的说来，可以引起心脏泵血效率的降低，导致心脏肥大、心律失常、心力衰竭。患者自身可能会感觉到一些异常：本来平常能干一定强度的活儿，现在可能胜任不了，容易累；一干活儿就心慌，上不来气；也有的人出现腿肿；食欲不振，严重时出现心衰；出现呼吸困难，端坐呼吸，夜间不能平卧休息，浮肿，腹胀，腹水，肝、脾肿大等。所以一旦明确诊断为瓣膜疾病，建议尽早治疗为好。

有哪些原因可以造成心脏瓣膜病

很多原因都可以造成心脏瓣膜病变，主要原因如下：

（1）先天性瓣膜病变。有些人的瓣膜在出生时就不正常，有的甚至需要立即手术处理。有些人在出生时存在轻度缺陷，随着年龄增大，畸形加重或进一步变坏。

（2）后天因素引起的瓣膜病变。①风湿心脏瓣膜病是最常见的病因，风湿性心脏病可以引起瓣膜的狭窄和关闭不全。②感染性心内膜炎：由于细菌感染导致的感染性心内膜炎可以引起瓣膜穿孔，甚至完全毁坏，瓣膜在炎症之后形成瘢痕，可以导致狭窄或关闭不全。③冠心病：由于心肌缺血导致乳头肌功能失调或腱索断裂，

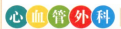

从而引起瓣膜关闭不全。④瓣膜退行性病变：随着年龄的增长，一些人的瓣膜可以出现病理学变硬、变弱，即退行性病变。

什么是风湿热

　　风湿热是一种常见的反复发作的急性或慢性全身性结缔组织炎症，主要累及心脏、关节、中枢神经系统、皮肤和皮下组织。临床表现以心脏炎和关节炎为主，可伴有发热、毒血症、皮疹、皮下小结、舞蹈病等。急性发作时通常以关节炎较为明显，但在此阶段风湿性心脏炎可造成患者死亡。急性发作后常遗留轻重不等的心脏损害，尤以瓣膜病变最为显著，形成慢性风湿性心脏病或风湿性瓣膜病。由于风湿热造成的关节损害可自行恢复，但心脏的损害不可逆，因此有人也以"舔过关节，狠咬心脏"来形容风湿热。

风湿热好发于哪些人

　　急性风湿热可发生在任何年龄，但在3岁以内的婴幼儿极为少见，最常见于5~15岁的儿童和青少年。男女患病的机会大致相等。复发多在初发后3~5年内，复发率高达5%~50%，尤以心脏累及者易于复发。流行病学研究表明，平均大约有3%的患者在链球菌性咽炎后发作急性风湿热。急性风湿热的易患年龄，地区分布，发病率和严重程度是链球菌感染率和严重度的反映。在链球菌感染后，急性风湿热的发病率直接与A组链球菌引起的免疫反应程度相关。各种环境（地理、湿度、季节等）因素、经济状态以及年龄等都能影响风湿热发病率。

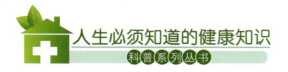
什么是风湿性心脏病

　　风湿性心脏病是一种常见的心脏病，是风湿病变侵犯心脏的后果，表现为瓣膜口狭窄和/或关闭不全，患者中女多于男。受损的瓣膜以二尖瓣为最常见，也可以几个瓣膜同时受累，称为联合瓣膜病变。病理上表现为瓣膜增厚、纤维化、钙化，瓣叶交界处粘连、融合，乳头肌腱索变粗、缩短，以致发生功能障碍，发生瓣膜狭窄和关闭不全。早期可无症状，随时间的推移产生心脏增大、心律失常等症状，一般经过10～15年逐步出现心力衰竭。患风湿性心脏病后风湿活动仍可反复发作而加重心脏瓣膜损害，约一半患者既往可无明显风湿热病史。风湿性心脏病各瓣膜病变的发病率差别悬殊，以二尖瓣受累为最多见，占风湿性心脏病95%～98%，其次为主动脉瓣，占20%～35%，三尖瓣为5%，肺动脉瓣仅约为1%，联合瓣膜病约占20%～30%。各瓣膜病变的发病率不同与其所受的跨膜压力阶差大小有关。左心室和左心房之间的压力阶差最大，左心室与主动脉之间的压力阶差次之，故二尖瓣最易受累，其次为主动脉瓣，其他依次类推。

什么是感染性心内膜炎

　　感染性心内膜炎，指因细菌、真菌和其他微生物（如病毒、立克次体、衣原体、螺旋体等）直接感染而产生心脏瓣膜或心室壁内膜的炎症，有别于由于风湿热、类风湿、系统性红斑狼疮等所致的非感染性心内膜炎。过去将本病称为细菌性心内膜炎，由于不够全面现已不沿用。感染性心内膜炎典型的临床表现有发热、心脏瓣膜杂音、贫血、栓塞、皮肤病损、脾肿大和血培养阳性等。

感染性心内膜炎的常见致病菌有哪些

　　急性感染性心内膜炎常因化脓性细菌侵入心内膜引起，多由毒力较强的病原体感染所致。金黄色葡萄球菌占50%以上。亚急性感染性心内膜炎在抗生素应用于临床之前，80%为非溶血性链球菌引起，主要为草绿色链球菌的感染。近年来由于普遍地使用广谱抗生素，致病菌种已明显改变，几乎所有已知的致病微生物都可引起本病，同一病原体可产生急性病程，也可产生亚急性病程。且过去罕见的耐药微生物病例增加。草绿色链球菌发病率在下降，但仍占优势。金黄色葡萄球菌、肠球菌、表皮葡萄球菌、革兰阴性菌或真菌的比例明显增高。厌氧菌、放线菌、李斯特菌偶见。两种细菌的混合感染时有发现。真菌尤多见于心脏手术和静脉注射麻醉药物成瘾者中。长期应用抗生素或激素、免疫抑制剂，静脉导管输给高营养液等均可增加真菌感染的机会。其中以念珠菌属、曲霉菌属和组织胞浆菌较多见。

感染性心内膜炎为什么会影响瓣膜的功能

当某些原因导致活的细菌或霉菌进入血液（发生菌血症）时，这些微生物如果黏附在心内膜上并进行繁殖，便可导致感染性心内膜炎的发生。这些微生物常常黏附在心脏瓣膜上，造成赘生物附着、瓣膜穿孔、乳头肌断裂、瓣周脓肿等情况，使得瓣膜关闭不全或狭窄，从而导致瓣膜功能发生异常。感染性心内膜炎造成的瓣膜功能异常往往起病急且病情重。

缺血性心脏病为什么会影响瓣膜功能

缺血性心脏病主要会影响二尖瓣的功能，可能导致二尖瓣关闭不全。心肌缺血可能导致乳头肌缺血甚至硬化，乳头肌起始部及附近的心室壁的急性心肌梗死或慢性缺血均可造成局部心肌收缩力减弱，都会影响乳头肌的牵引力，从而造成二尖瓣关闭不全。当发生急性心肌梗死时，可能造成乳头肌断裂，更能引起二尖瓣脱垂，导致严重关闭不全，甚至会危及患者生命。

如何诊断
心脏瓣膜病

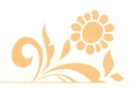

心脏瓣膜病会引起人体哪些不适

心脏瓣膜病患者，由于病情的严重程度、病变的进展速度、生活条件、劳动强度和代偿机制不同，其临床表现可有很大的差别。主要表现如下。

（1）呼吸困难：当二尖瓣狭窄进入左房失代偿期时，可产生不同程度的呼吸困难。早期仅仅是在劳动、剧烈运动或用力时出现，稍事休息可以缓解，常不引起患者的注意。随着二尖瓣狭窄程度的加重，日常生活，甚至静息状态也感到气促；夜间喜高枕而卧，甚至不能平卧，需半坐位或出现端坐呼吸。上述症状常因感染（尤其是呼吸道感染）、心动过速、情绪激动和房颤而加剧。

（2）咯血：咯血的发生率为15%~30%，多见于中、重度二尖瓣狭窄的患者。

大咯血。出血可达数百毫升。常发生在肺瘀血的早期，是由于二尖瓣狭窄使肺静脉瘀血、曲张，突然升高的肺静脉压可使小静脉破裂出血。出血后肺静压下降，咯血常可自行终止，故极少发生出血性休克，但必须警惕咯血所引起的窒息。

瘀血性咯血。常为小量咯血或痰中带血丝。常可发生在瘀血性咳嗽、支气管炎时，可能是由于支气管内膜微血管或肺泡间毛细血管破裂所致。

急性左房衰竭致肺水肿咯血。此时，可咳粉红色泡沫样痰。这是由于血液、血浆与空气相互混合而产生的。

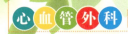
肺栓塞性咯血。长期卧床和房颤的患者，因静脉或右房内血栓脱落，可引起肺动脉栓塞而产生咯血。痰常呈暗红色。

（3）咳嗽：二尖瓣狭窄的咳嗽多为干咳(并发呼吸感染及急性肺水肿时例外)，多见于夜间或劳动后。其发生是由于静脉回流增加，加重肺淤血而引起反射性咳嗽。肺瘀血，支气管黏膜肿胀、水肿、渗出，加上支气管黏膜上皮细胞纤毛功能减退，易引起支气管和肺部感染，此时可咳痰。

（4）心悸：常因房颤、心房扑动（房扑）、过早搏动（早搏，期前收缩）等心律失常引起。

（5）胸痛：常见于重症肺动脉高压的患者，诉说胸骨后或心前区压迫感或胸闷痛，持续时间较长，硝酸甘油类扩血管药物不能使其缓解。

（6）声音嘶哑：少数患者其扩大的左房和扩张的肺动脉压迫左喉返神经，可引起声音嘶哑。

（7）其他：由于心排出量降低，可感到疲乏无力和易疲劳。当扩大的左房压迫食管时，可发生吞咽困难。当右心衰竭时，由于胃肠道瘀血和功能失常，可致食欲减退；由于肝瘀血和肝功能，可出现肝区疼痛、腹胀、肝大、下肢水肿、消瘦等症状。10%～15%的风湿性二尖瓣病变的患者，可发生体循环栓塞而产生相应的症状。

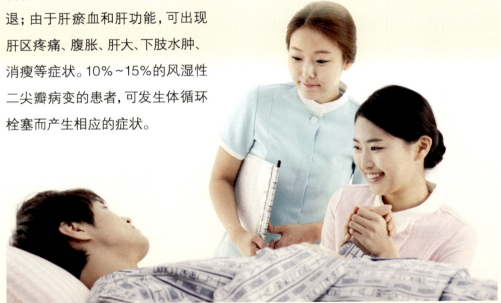

诊断心脏瓣膜病需要做哪些检查

（1）体检。对患者进行详细的体格检查，可发现患者有劳力性心悸，气促。听诊可在二尖瓣膜听诊区闻及舒张期隆隆样杂音或收缩期吹风样杂音，主动脉瓣膜听诊闻及收缩期或舒张期杂音。

（2）X线检查。表现为肺血多，左、右心室均可增大。肺动脉段凸出。

（3）心电图检查。可以表现为左、右心室肥厚，心律异常，ST段及T波异常。

（4）彩色多普勒超声心动图检查。可以显示病变瓣膜的异常变化，呈狭窄或关闭不全，血流状态异常。可明确看出各瓣膜的病损程度。

诊断心脏瓣膜病需要做CT或核磁共振检查吗

诊断心脏瓣膜病一般情况不需做CT或核磁共振检查。但是如果怀疑合并有冠心病或其他心脏病，则需要做进一步的检查，比如CT或核磁共振检查，如果有必要还需做冠状动脉造影。

什么是"二尖瓣面容"

二尖瓣面容见于严重二尖瓣狭窄的患者，患者表现为两颧呈紫红色，口唇轻度发绀，是医生视诊的重要内容。

如何诊断风湿热

典型风湿热的诊断一般比较容易，表现为先有咽峡炎、腭扁桃体炎溶血性链球菌感染史，后有心脏炎的心脏杂音、心脏增大、心包炎、充血性心衰，并有游走性关节炎，或有舞蹈症、环形红斑、皮下小结等；同时血沉增快、C反应蛋白阳性、白细胞增加、抗"O"滴定度增加。根据以上表现，可明确诊断为风湿热。但有时诊断极为

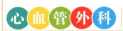

困难，因目前还没有诊断风湿热的特异性实验室检查，诊断主要靠临床综合分析。现多采用1984年美国心脏病学会再修订的Jones诊断标准作为临床诊断的参考。修订的Jones诊断标准如下。

（1）主要标准。心脏炎、多关节炎、舞蹈症、环形（边缘形）红斑、皮下小结。

（2）次要标准。其一，临床特点：曾患风湿热或风心病、关节痛、发热；其二，实验室检查指标（急性期反应）：血沉增快、C反应蛋白阳性、白细胞增多、心电图P-R间期延长；其三，支持溶血性链球菌感染的依据：抗溶血性链球菌溶血素"O"（抗"O"）滴定度增加、咽拭子培养溶血性链球菌阳性、近期患过猩红热。

判定：如果患者病前有甲族乙型溶血性链球菌感染的依据，并有2项主要标准，或1项主要标准加2项次要标准，则应考虑有急性风湿热存在的高度可能性。

什么是抗"O"

抗"O"全称为抗链球菌溶血素，英文简写是ASO。"O"是A群溶血性链球菌的代谢产物。它是一种具有溶血活性的蛋白质，能溶解人类和一些动物的红细胞，并具有抗原性，可刺激机体产生相应的抗体，称为ASO。参考值：一般<500u。

临床意义：对协助诊断风湿热有一定价值。风湿热患者在感染后4~6周60%~80%可见ASO增高，并伴有血沉增快及白细胞增多；若疑活动风湿，但ASO多次检查均在正常范围内则有助于排除该病。急性肾小球肾炎患者ASO也常有增高。

确已感染溶血性链球菌，但ASO一直不见增高，可见于：该溶血性链球菌不产生或产生很少量ASO；感染早期即应用大量糖皮质激素。

本测定并无特意性，凡由溶血性链球菌感染所引起的疾病，如扁桃体炎、猩红热等均可增高。但其他与溶血性链球菌无关的疾病如肝炎、结缔组织病等ASO效价也可增高。

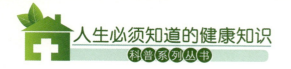

风湿热应与哪些疾病鉴别诊断

需要与风湿热相鉴别的疾病有如下几种。

（1）其他病因的关节炎。如类风湿性关节炎、脓毒血症引起的迁徙性关节炎、结核性关节炎、结核感染过敏性关节炎、淋巴瘤和肉芽肿、莱姆关节炎（Lyme病）。

（2）亚急性感染性心内膜炎。多见于原有心瓣膜病变者。有进行性贫血，脾脏肿大，瘀点、瘀斑，杵状指，可有脑、肾或肺等不同的瓣膜上发现赘生物。

（3）病毒性心肌炎。发病前或发病时常有呼吸道或肠道病毒感染，主要受累部位在心肌，偶可累及心包，极少侵犯心内膜。发热时间较短，可有关节痛但无关节炎，心尖区第一心音减低及二级收缩期杂音，心律失常多见；无环形红斑、皮下结节等。实验室检查示白细胞减少或正常，血沉、ASO、C反应蛋白均正常。补体结合试验及中和抗体阳性。心肌活检可分离出病毒。

（4）链球菌感染后状态（链球菌感染综合征）。在急性链球菌感染的同时或感染后2~3周出现低热、乏力、关节酸痛、血沉增快、ASO阳性，心电图可有一过性过早搏动或轻度ST–T改变，但无心脏扩大或明显杂音。经抗生素治疗感染控制后，症状迅速消失，不再复发。

（5）系统性红斑狼疮。本病有关节痛、发热、心脏炎、肾脏病变等，类似风湿热；但对称性面部蝶形红斑，白细胞计数减少，ASO阴性，血液或骨髓涂片可找到狼疮细胞等有助于诊断。

如何判断二尖瓣狭窄的轻重

可以通过超声心动图来测量二尖瓣口的面积。正常二尖瓣口面积为4~6平方厘米；若瓣膜口面积<2.0平方厘米，为轻度狭窄；中度狭窄在1~1.5平方厘米；重度狭窄为<1.0平方厘米。

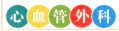
还您一个健康的 "心脏阀门"

为什么心脏瓣膜病要尽早治疗

心脏瓣膜病是由于心脏瓣膜本身的病变导致瓣膜狭窄或关闭不全，是属于瓣膜结构的损害，是器质性的病变。药物对于这种疾病只能起到短期缓解症状的作用，无法根治。患者随着病程的延续，病情将不断加重，给治疗带来困难，严重者还可导致心力衰竭，甚至危及生命。

还要提醒的是该病患者不要因恐惧手术而延误治疗。一旦拖延到晚期，手术治疗的近、远期效果都会受到一定程度的影响，早发现、早治疗才是最佳选择。

心脏瓣膜病的治疗方法有哪些

总的来说，治疗心脏瓣膜病的方法包括药物治疗和手术治疗。手术治疗又分为瓣膜成形术和瓣膜置换术。

轻度的先天性瓣膜病可观察，随访，早期的风湿性瓣膜病也可药物治疗。一旦临床症状明显，心功能减退，就应考虑手术。瓣膜手术包括瓣膜成形术和瓣膜置换术。对于先天性的瓣膜裂缺、瓣叶脱垂、轻度风湿性瓣膜关闭不全，成形手术常可成功地重建瓣膜功能。但对于瓣膜畸形严重，或有增厚钙化、僵硬变形，或有细菌

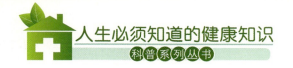
性赘生物，则需要切除原有瓣膜，置换人工瓣膜。

什么是瓣膜成形术

　　瓣膜成形术是将病变的瓣膜进行修复以达到治疗目的，其通常适用于瓣膜关闭不全的病例，有少数瓣膜狭窄的患者亦可接受成形手术。瓣膜成形术可以完成二尖瓣、主动脉瓣、三尖瓣成形。具体包括瓣环的重建和环缩，乳头肌和腱索的缩短、延长及转移，人工瓣环和人工腱索的植入，瓣叶的修复。手术要求相对较高，需术中食道超声监测来判定瓣膜成形的效果，其主要适用于瓣膜病变较轻，瓣环无明显扩大，腱索及乳头肌功能良好的患者。与换瓣手术相比，瓣膜成形手术具有很多优势，如无因长期服用抗凝药所带来的出血或栓塞等并发症，患者术后的生活质量和远期疗效较换瓣明显高。

二尖瓣成形术有几种成形方法

　　二尖瓣成形术主要针对二尖瓣关闭不全的患者。就是对原有瓣膜结构各部位病变进行修补、修复，使之恢复二尖瓣的生理功能。如果将二尖瓣比作一扇门，那么，瓣环相当于门框，瓣叶相当于门，瓣下结构相当于铰链。主要有以下几种方法。

　　（1）瓣环成形术：针对"门框"进行修理。包括人工瓣环缩环术，即将扩大的瓣环缝合在特制的人工环上达到缩小瓣环的目的；缝线缩环术，就是在瓣膜交界处缝合达到缩小瓣膜的目的。

　　（2）瓣叶成形术：针对"门"进行修理。包括瓣叶穿孔修补术，楔形切除及瓣叶加宽术，小瓣四边形切除术。

　　（3）瓣下结构成形术：针对"铰链"进行修理。包括腱索断裂成形和腱索延长折叠术。

　　较复杂的病变有时需联合运用两种以上的方法。

什么是瓣膜置换术

当瓣膜的结构受到严重的破坏,如二尖瓣的瓣叶增厚、纤维化、钙化、腱索缩短,主动脉瓣的狭窄或丧失功能的关闭不全,则需要切除病变的瓣膜,然后将一种人工制成瓣膜或同种的瓣膜通过手术缝合的方法,固定在原来瓣膜的位置上,完全替代原来瓣膜的功能,这就是瓣膜置换术。

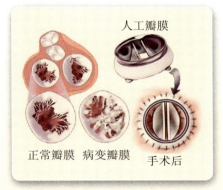

人工瓣膜

正常瓣膜 病变瓣膜 手术后

心脏瓣膜及手术效果示意图

什么是生物瓣膜

生物瓣是用其他动物的心包或主动脉瓣加上一些人工支架和织物制成的。其中又分支架生物瓣和无支架生物瓣。这种生物瓣膜是没有生物活性的,也就是说,它在人体内是没有新陈代谢的死东西,不会自我更新、修复和生长。说得通俗一点儿,生物瓣在人体内像是一个在良好环境下工作的、高级的、精细皮革制品。生物瓣被植入人体后,时间长了(一般半年左右),其表面会被沉积的纤维蛋白和血管内皮等组织覆盖,如同在它的上面刷了一层油漆。这样,其表面就不与血液接触,避免了激活血液的凝血反应。

基于上述原因,生物瓣的优点是手术后只需要抗凝半年即可,以后不需要持续抗凝治疗。

当然,生物瓣的缺点显而易见,就是耐久性不好,使用时间长了会坏,医学上称

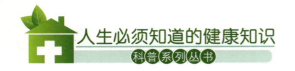
为损毁。支架人工生物瓣膜主动脉瓣位10年的免损毁率在90%左右，二尖瓣位在80%左右。15年之后，此数值迅速下降。

生物瓣的使用寿命与哪些因素有关

生物瓣的使用寿命与以下因素有关。

（1）瓣膜的受力大小。压力越高，瓣膜越大，总的瓣膜受力就越大，损坏就越早。这就是为什么二尖瓣位比主动脉瓣位坏得快的原因。

（2）心率的快慢。这个好理解。瓣膜单位时间内工作次数多，肯定总的工作时间会减少。

（3）血钙代谢的情况。高血钙代谢或异常血钙代谢都会导致生物瓣膜的钙化。儿童期骨骼处于生长阶段，血钙代谢活跃，所以儿童及青少年使用生物瓣时，瓣膜容易损坏。慢性肾功能衰竭的患者，血钙及血磷代谢异常，故生物瓣膜容易损坏，不宜使用。目前的资料证明，妊娠过程不会加速生物瓣的损毁。生物瓣坏了只能再换新的。再次手术时的风险也是必须考虑的因素之一。使用生物瓣后，当其中的任何一个瓣膜损坏（不是在手术后早期），除非有非常明确的手术技术原因，一般均得将心脏内的全部生物瓣同期进行更换。目前无论在国内还是国外，再次手术替换两个或3个人工瓣膜，其手术风险都是很大的。所以，患者预计需植入两个或3个人工瓣膜时，如果其预期寿命还较长，这个因素很值得考虑。

什么是机械瓣膜

机械瓣膜是由高级合金不锈钢或其他材料为瓣架，装上活动灵便的热解碳的瓣片组成。它具有耐酸、耐碱、耐高温的特点，更以耐磨为其特点。这类瓣膜在国内外有很多型号，但基本功能是相同的。实践证明，机械瓣膜工作80年未见明显磨损，110年才见到轻度磨痕。但是对血液有一定的损伤，容易出现血栓，需要终生抗凝。

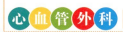

人体内的人造瓣膜可以使用多长时间

人造瓣膜的寿命，取决于其选用的材料、结构设计及制作过程中的质量控制。目前无论国产瓣还是进口瓣的研究都已日趋成熟。一般而言，机械瓣耐久性优于生物瓣。体外进行耐疲劳试验，瓣膜关闭活动可达40亿次，但在人体内因受血液成分和组织反应的影响，机械瓣置换术后10年存活率为90%左右。生物瓣一般能保持10年左右。

完美的人工心脏瓣膜应是什么样的

理想的人工心脏瓣膜应具有以下特性。

（1）人造瓣膜的力学性能接近天然瓣膜，阻力小，跨瓣压力阶差近于零。瓣口关闭快而严密，没有返流。血液经过瓣口的流场合乎生理，无明显涡流。

（2）人造瓣膜的耐久性应能达到正常工作30年以上，在植入后的整个生命过程中人造瓣膜的材料和结构无论在化学的或物理的性能上都能长期保持稳定。

（3）人造瓣膜与机体有良好的相容性，即抗血栓，对血液成分不破坏，没有明显的排异反应，没有噪声。不影响患者的生活质量。

（4）人造瓣膜临床应用应简单易行，其材料来源容易，便于制造和推广。

瓣膜手术前需要什么术前准备

手术前还需要通过一定的药物治疗改善心功能，缓解心功能不全症状，以使人体在相对较好的生理状况下接受手术，这有利于降低手术风险。

如何做好心脏手术后的康复护理

心脏手术无论对患者的机体还是心理都是一种创伤和应激，这种创伤会使患

117

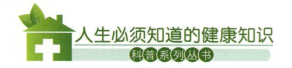
者在一段时间内丧失生活能力。为帮助患者尽快恢复手术创伤，使之接近正常的良好状态，康复是必不可少的手段。由于康复需要有一个循序渐进的过程，患者在术后住院期间或出院后都要进行不同形式的康复护理，因此帮助患者实现康复目标，不仅需要医护人员的努力，还要有患者的配合和家属的支持与协助。康复护理的基本手段是根据患者的病情，帮助患者选择合理的康复方法，并督促患者有效地实施。外科手术最常用的康复方法是运动疗法，即通过运动来改善患者的精神和恢复器官的功能，下面对运动疗法及其训练做简单介绍。

(1)运动疗法的目的和对身体康复的影响：运动疗法的目的是改善关节活动范围，增强肌肉张力，促进血液循环，调节身体主要脏器的功能，提高情绪和日常生活能力。通过运动可以改善脑血流量，增加心律和心排血量，增加通气量，促进机体康复。适当运动对心脏手术后患者心肺功能恢复有重要意义。

(2)运动训练的基本内容

关节运动　关节运动原则上要以近位关节到远位关节，但由于上肢运动对胸部

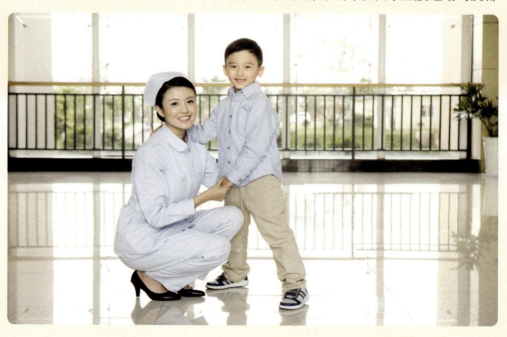

切口影响大，要帮心脏术后患者从下肢远端开始活动。活动时要慢慢进行，动作不宜过大。术后第二天，病情平稳可在护士指导下开始活动，活动量以不感到疲劳为度。手或下肢有输入液体时不宜做关节活动。

呼吸运动　脱离呼吸机后，为预防肺内感染和肺不张，要进行适当的呼吸运动和咯痰训练。运动方法为深呼吸、嗽瓶、吹气球、呼吸训练器及软垫按压刀口协助咯痰等，有条件还可穿弹性背心，保护刀口。

生活能力训练　术后病情平稳，患者可在床上坐起，自己练习吃饭、喝水、洗脸、刷牙、穿脱衣裤等。恢复期患者下地步行活动，步行训练的顺序是：坐位—站位—扶床移动—独立移步—室内走动。患者出院后还应继续做上述动作。运动幅度和运动量可逐渐增加，如步行训练可由慢步街逐步过渡到上楼梯，快步行走。小儿心脏手术刀口愈合后，还要练习扩臂运动，防止"鸡胸"。

(3)不宜做运动的患者：包括严重心肺功能不全，术后发烧，安静时心率超过100次/分；训练时出现呼吸困难、晕眩、胸痛或发绀，心率超过135~140次/分。45岁以上心率超过120次/分，应引起注意。

心脏手术后为什么要进监护室

随着医学的发展，监护室(ICU)已成为现代化医院不可缺少的一个重要组成部分。特别是心血管科的监护室，直接关系到手术患者的安危和康复，是提高外科手术成功率关键环节之一。心脏手术后，患者的心、肺、肾、脑等功能处于不稳定状态，通过监护及时发现异常变化，并应用先进的医疗技术及设备立即纠正，使各种异常指标迅速恢复到正常范围，保证患者各个脏器的功能处于稳定状态，使患者度过危险阶段。因此，心脏手术后的患者都要进入监护室进行集中护理，为了使您对监护室有一个比较全面的了解，下面介绍一下监护室的一般情况。

(1)建立监护室的目的及要求：建立监护室的目的是集中技术人员的力量，应

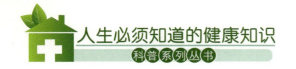

用现代化精密的监护医疗设备,对患者进行最佳的术后监护。监护室配有经过特殊训练的高水平的专业医师和护士,监护室内实行24小时值班制,医护人员要昼夜守护在患者身旁,随时监测患者的生命体征,患者有意外时,迅速组织抢救。

(2)进入监护室的要求:进入监护室的患者均为心脏手术后及危重者,由于患者相对集中,交叉感染的概率较高,因此凡进入监护室的人员必须穿工作服并换鞋,患者家属谢绝入室探视或陪护。

(3)患者进入监护室后的要求:患者进监护室,医护人员要对其生命体征进行持续监护,监护的主要手段是各种功能的监测仪。患者术后一进入监护室,医护人员就要迅速连接好呼吸机、心电监护线、动脉测压器、中心静脉压管、导尿管、胃管、输液泵等。这些导线和管道都是监测和维持生命的重要管道,患者要密切配合,不能自行拔出,避免发生意外,危及生命。为帮助患者安全度过插管阶段,医护人员通常要使用束缚带将患者的手或脚固定于床旁,以防患者在不清醒时拔管,一般在术后1~3天病情平稳后,各种管道可相继拔出。

心脏瓣膜病术后为什么要安装临时起搏器

心脏手术后如果心脏跳动缓慢、无力,或者术前心率较慢,病情较重,为预防术后出现心率慢或各种难治性的心律失常,往往手术时安装心外膜临时起搏器。这样,手术后医生可以根据需要放心给药,而不必担心出现各种心律失常。安装起搏器后,一定要检查其是否工作满意,而且手术后要将导线固定在胸壁上,不要折断或污染。一般起搏器放置1~2周后,如无使用必要可以将导线拔掉。如还不能停用起搏器,应请心内科医生会诊,明确心脏是否需要安放永久起搏器。

小儿可置换心脏瓣膜吗

首先,小儿患瓣膜疾病是可能置换心脏瓣膜的。但是应全面分析疾病的情

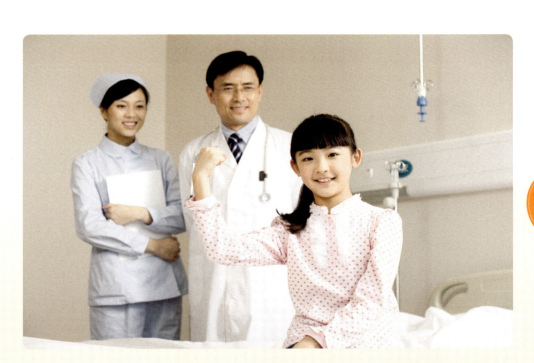

况，权衡利弊，选择对患儿最有利的方案去实施为宜。小儿患瓣膜疾病，可以是先天性的，也可以是获得性的。如果是风湿性所致，使得心脏瓣膜发生粘连、狭窄、增厚、卷缩等，便可造成心脏内的"阀门"开不大或关不紧，以致影响心脏功能和全身血液循环。对小儿瓣膜性疾病的治疗原则是尽可能整形修复，只有当瓣膜损坏已无法修复时才考虑做瓣膜置换手术。小儿若需置换瓣膜，大多选用机械瓣膜，一般小儿在7~8岁以后才能安装人工心脏瓣膜。小儿装上心脏瓣膜后随之产生的最大问题是随着小儿的生长发育，人工瓣膜的有效口径不够大，到时候还需重新置换。同时，终身抗凝也将带来许多不便，如易遗漏服用抗凝药。现在国内外都在研究选用同种生物瓣膜。这种瓣膜寿命长，使用方便，且不用终身服用抗凝药物，对小儿尤为适用。

人工"心脏阀门"需用心呵护

心脏瓣膜病换瓣术后何时可以出院

患者在出院前应调整好抗凝药剂量，复查超声心动图、胸片、心电图及血生化检查，结果无心包积液、心律失常、电解质失常等症，就可以出院休养了。

心脏瓣膜病换瓣术后为什么要定期复查

瓣膜置换术后，虽然患者的症状得到明显改善，但为了维护好心功能，保持人工瓣膜的正常运转，防止出现各种瓣膜置换术后的并发症，一定要坚持定时随诊，与医生保持联系，便于及时发现问题，及时治疗。

心脏瓣膜病换瓣术后何时可以恢复正常生活

当您手术后每隔3个月去医院复查时，医生会详细问答您问题的，因为恢复工作的时间需根据您当时的心脏功能、体质情况和工作性质而定。一般说可以按下列步骤恢复工作。

（1）术后3个月内主要以休养为主。

（2）术后3~6个月，根据您的心脏功能、体力情况及工作性质可以考虑半天轻工作，半天休息。体力劳动必须循序渐进，由轻到重，开始时先试行几日，若无症状，则可继续胜任；若感到劳累或心慌气短则应暂缓，不可勉强。

（3）术后6个月后，一般情况下可以考虑恢复全天工作，由轻工作逐步过渡到正常工作，但心脏功能较差者应根据当时医生的嘱咐行事。

心脏瓣膜病换瓣术后还需要继续吃药吗

心脏瓣膜病置换术后患者出院后，需要继续服药，以进一步改善和维持心功能。出院后的常用药物主要有以下几种。

（1）强心、利尿药和补钾药。一般需要服用3个月至半年。强心药主要为地高辛，利尿药主要为氢氯噻嗪（双氢克尿噻）或呋塞米（速尿），补钾药主要为氯化钾等。长期服用地高辛时要注意心率变化，如心率减慢至60次/分以下，或出现心律不齐，要停用，并及时到医院诊治。利尿药物可以根据每日尿量及是否有下肢水肿酌情增减，同时根据血钾浓度的化验结果，调整补钾量。

（2）抗凝药物。置换机械瓣需终身抗

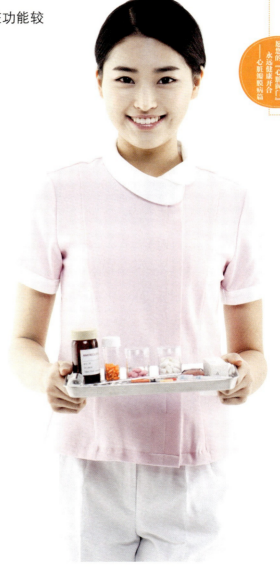

愿您的「心脏阀门」永远健康开合 心脏瓣膜病病篇

凝,置换生物瓣需抗凝3~6个月,目前主要使用华法林抗凝。

(3)扩血管药物。肺动脉压高或血压较高者,要服用扩血管药物。

(4)抗生素。出院后如果仍有呼吸道、泌尿系统及皮肤感染,应采用足量抗生素短期使用,防止滥用。

心脏瓣膜病换瓣术后为什么要服用抗凝药

人的血液,在血管和心脏里流动时接触的是血管内皮细胞,血液不会凝固。一旦血液接触到除血管内皮细胞外的几乎其他任何异物,血液的血凝系统都会被激活,产生血块。人工瓣膜是人造的,植入心脏后肯定属于异物,一定会激活血凝系统。血块生成后,可能阻挡人工瓣膜瓣叶的活动,也可能被血流冲离瓣膜,随血液的流动,堵在小一些的血管里(医学上称为栓塞)。想解决这个问题,方法是降低血液的凝固能力,服用抗凝药物。但是,过量的抗凝药物会引起人体的自发性出血。所以,应该服用一个合适的药量,既能够防止血栓形成,又不会引起自发性出血。

怎样才是合适用量呢?应按时口服抗凝药物,剂量视凝血酶原时间(PT)及国际标准化比值(INR)决定。每次服用后记录在保健手册上,以便复查时给医生作参考。

应去固定医院复查凝血酶原时间及活动度,以减少误差。使PT保持在18~24秒、INR保持在1.8~2.5。若改变抗凝药物剂量,3天后,需复查PT及INR,直到接近所需指标。术后的前6个月应1~2周复查1次,6个月后必为2~3个月1次,1年以后可3个月复查1次,每次检验须有正常标本作对照。

服药要定时,常规每天一次口服抗凝药,每次服药时间应在医嘱时间前后2小时内;如漏服抗凝药,须补服。漏服1次,需用12天时间调整到原来服药的时间位置上。如原来18点服药,漏服,次日10点钟想起,补服如下:以推后2小时为例,第1、2、3天,均在10点钟服药,第4、5、6天,均在12点钟服药,第7、8、9天均在第14点钟服药,第10、11、12天均在16点服药,第13天后,将服药时间调回到原来的时间位置上（18点钟）；1片药片分次服，大小相对均匀即可。

如凝血酶原检验值没有达到标准需调整药物，以及如何减少或避免干扰抗凝作用应倾听医生意见行事。

心脏瓣膜病换瓣术后饮食需注意什么

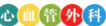

心脏瓣膜病换瓣术后饮食一般没有什么特殊禁忌，但应食用有营养、易消化的食品，如瘦肉、鱼、鸡蛋、水果和时令蔬菜等。但是要注意由于机械瓣膜要服用抗凝药，含维生素K较高的食物可能影响抗凝药物疗效，包括菠菜、芥菜、西兰花、青萝卜、海藻、紫菜、海带、绿茶等，平时饮食中上述食物份量应保持固定；不宜进食的包括酒、中药补品、大量维生素C、维生素E等。

一般患者不必限制盐量，但心功能低下，术后持续有充血心力衰竭者要严格控制盐的摄入，成人每天控制在4~8克，小儿2~4克，并给予易消化的软食，如馄饨、面条、稀饭等。

心脏瓣膜病换瓣术后
出现哪些情况需及时看医生

瓣膜手术是可以非常信赖的手术，但并不是绝对万无一失的。尽管有些问题的发生是罕见的，但的确时有发生，如果出现以下情况，您应立即就医复查。

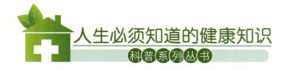
（1）身体任何部位有感染时。

（2）不明原因的发热时。

（3）有明显心慌气短，并出现浮肿时。

（4）咳泡沫血痰时。

（5）巩膜及全身皮肤出现黄疸时。

（6）有皮下出血、血尿等出血倾向时。

（7）发生新的心律不齐时。

（8）突然晕厥、偏瘫或下肢疼痛、发凉、苍白现象发生时。

心脏瓣膜病换瓣术后可以生小孩吗

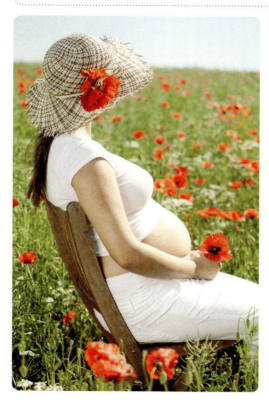

心脏瓣膜病换瓣术后原则上不主张生育，因为涉及抗凝治疗和药物对胎儿的影响问题，对大人小孩都不利。但有些育龄妇女本人和家庭可能很想要孩子，应该等到换瓣术后血液动力学与心功能明显改善，换瓣2~3年，身体恢复很好的时候，还应该在医生指导用药和监测的情况下实施个人计划。早于这个时期怀孕都较易损害心功能，因为心功能在手术1年后仍处于继续改善中。

怀孕可对母体产生两种危险：一是心脏负荷过大，二是怀孕期间母体血液转为高度的凝固型，容易在人工瓣膜上产生血栓。

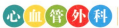

心脏瓣膜病换瓣术后可以乘坐飞机吗

接受瓣膜置换手术后的患者可以乘车、乘船、乘飞机,可以通过安全检查的仪器并接受安全检查;可以操作和使用一般电器设备、仪器、仪表等。可以使用计算机、手机等现代化的办公和通信设备。

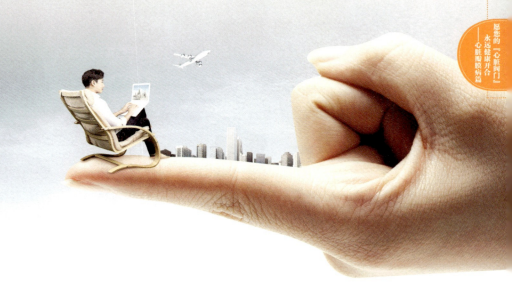

恩您的「心脏阀门」
永远健康开合
——心脏瓣膜病篇

心脏瓣膜病换瓣术后还有心脏杂音怎么办

有时在二尖瓣置换术后,在心脏尖部仍可听到轻度舒张期杂音;在主动脉瓣区可听到轻度收缩期杂音。这些杂音通常是正常现象,大多由于人工瓣膜的瓣环较窄所致,对血液动力学无任何影响。因此,您不必担心。如果您被置换的是机械瓣,有时您可听到心跳时有金属碰撞声音,这也是正常现象,不必担心。

除此之外,如果您或您的医生发现其他杂音或术后早期无杂音,后来发现有新的杂音,则应进一步检查或与医院联系,以便分析其性质和原因,决定治疗方针。

心脏瓣膜置换术后
可以接受其他疾病的手术治疗吗

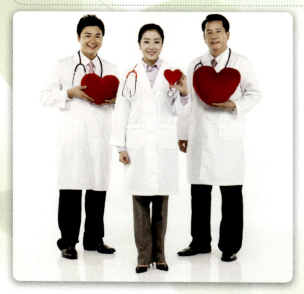

如果您在换瓣术后希望妊娠分娩或又患其他疾病需要手术治疗，这是完全可以的，如拔牙、阑尾炎切除术、人工流产等其他大小手术。但是应注意以下几点。

（1）术前判定心脏功能级别，认真维护和提高心脏功能，争取在心功能较好的情况下妊娠分娩或实施手术。心功能不良者不能妊娠。

（2）麻醉方法要适当，力求麻醉平稳，尽量避免影响心功能。

（3）长期抗凝治疗的患者，在手术前暂停抗凝1周，手术前2天可加用维生素K肌肉注射，这期间可服用短效抗凝药物如肝素钠。手术中严密止血，术后24~48小时再无渗血现象仍可继续抗凝治疗。

（4）术前、术中及术后均应使用抗生素，防止感染。

心脏瓣膜病换瓣术后
可以接受CT、MRI检查吗

接受瓣膜置换手术后如果你的健康有了其他问题，你可以接受CT检查、X线检查和超声波检查，但最好避免接受MRI（磁共振）检查。如果确实有必要接受MRI的

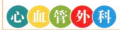

检查，应该先接受心脏超声波的检查，在确定瓣膜没有异常松动的情况下，到有经验的医院在严密监视下完成MRI的检查。

出现哪些情况考虑人工瓣膜失灵

人工瓣膜失灵可导致非常严重的后果，出现以下症状应及时就医，如2条以上症状同时出现要考虑为人工瓣失灵，必要时需再次接受换瓣手术。

（1）进行性出现心音低钝及心脏杂音。

（2）心功能突然恶化，药物不能控制。

（3）出现脑、肾、肠道及四肢的栓塞。

（4）严重高热，确诊感染性心内膜炎。

（5）出现溶血现象，表现为进行性贫血、血尿等。

（6）超声心动检查证明人工瓣膜活动度差或有血栓。

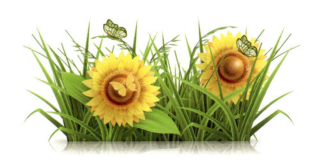

（本章编者：薛 炎）

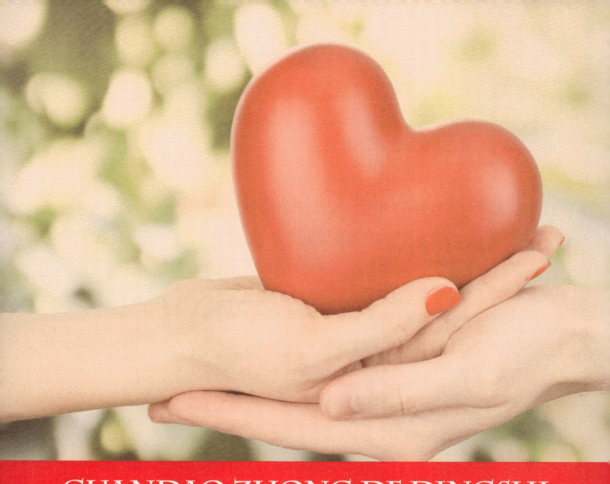

GUANDAO ZHONG DE DINGSHI ZHADAN
—— DAXUEGUAN JIBING PIAN

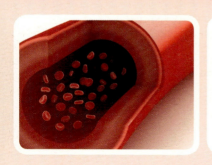
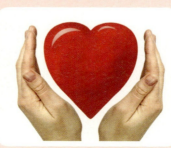
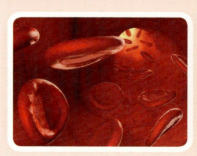

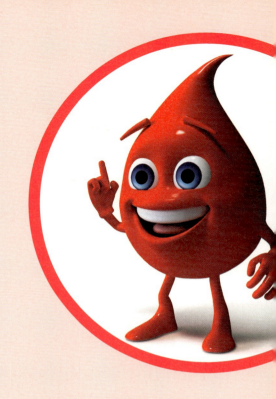

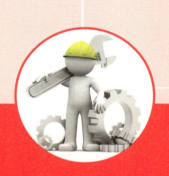

管道中的定时炸弹
——大血管疾病篇

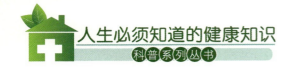
随着健康心脏的每一次跳动，生命总是焕发着新鲜的活力。心脏就像一台精密的生命之泵，将血液输送到人体的每个角落。生命不息，心跳不止。可仅仅拥有一颗健康的心脏是不是就完美了呢？让我们看看下面的故事吧。

1981年第三届世界杯排球联赛中一位身高1米96的黑人姑娘以她超群的弹跳、凶狠的扣球、顽强的作风以及全面的技术脱颖而出，荣获该届比赛最佳运动员和最佳扣球奖，并由此逐步成长为当代世界瞩目的女子排坛第一"重炮"手。她就是世界著名排球运动员弗洛拉·海曼。正当运动生涯处在蓬勃上升期时，1986年的一次比赛中这个年轻富有朝气的生命砰然倒下，世界排坛一颗冉冉升起的新星从此陨落……

这个身体素质超乎常人的运动员的突然离世立即引起了世界的关注，是什么疾病可以这么迅速地将如此顽强健硕的生命摧毁呢？让我们将目光转回到我们的身体，关注威胁着我们生命的"定时炸弹"。

人体的构造是精密的，生命之"泵"——我们的心脏要通过许多错综复杂的管道将血液输送到身体的各个角落，给机体送去营养物质，并将机体产生的废弃物带走。这些错综复杂的管道就是我们常说的"血管"，其中直接连接心脏的主要血管我们称之为大血管。

当我们身体内的大血管出现疾病，其发病之急，进展之快，以及后果之严重，就犹如体内的一颗"定时炸弹"，随时威胁着我们的生命。

以人体内最主要的大血管——主动脉为例。从外形上看，血管的口径大，管径粗；从功能上讲，人体所有组织器官的血液供应都经过它。血液供应是生命的基础，因此它对人体的重要性不言而喻。如果这些大血管出现了各种病症，必然会对人体产生巨大的影响，不仅对生命安全造成严重威胁，而且会随时因为血管破裂，导致突然死亡。大血管疾病犹如一枚"定时炸弹"，成为了前面故事中提到的那名美国著名排球运动员猝死的直接杀手。

下面让我们进一步了解这些生命之"泵"管道中的"定时炸弹"吧。

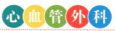

主动脉是什么样的

我们的主动脉就像一根橡胶水管。它的管壁主要分为3层，由外到内分别叫作外膜、中层、内膜。

动脉犹如橡皮管，能伸能缩把血传，由外到内分3层，出了问题找医生。

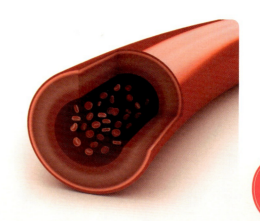

管道中的定时炸弹——大血管疾病篇

什么是主动脉夹层

人体内正常的主动脉犹如一根粗大的水管。其管壁较厚且分层。由于某种原因，造成血管内膜撕裂，并在血管内部沿着水管走向剥离，在血管内形成另一个腔隙，血同时流入这个腔隙，两个腔隙有一个或多个破口相通，这就是夹层。

内、中层间破了洞，"定时炸弹"它最凶，及时发现早治疗，千万别等"爆炸声"。

主动脉瘤是常说的肿瘤或瘤子吗

不是，主动脉瘤是因为动脉粥样硬化、感染、外伤或血管壁退行性改变等多种原因，造成血管管腔弹性减退或管壁内损伤变薄，在正常血压或高于正常血压的作用下逐渐向外膨胀、扩张形成，因显瘤样外观，故把它称作主动脉瘤。

此"瘤"非绝症，但它也不轻，真、假发多处，一破要人命！

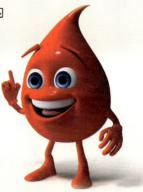

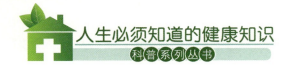
为什么说主动脉夹层、主动脉瘤是最危险的"定时炸弹"

　　随着人们生活及饮食习惯的改变，主动脉夹层的发病率每年在0.5‰~1‰，且显逐年上升的趋势。由于发病较急，其中一部分患者来不及就医就由于并发症死亡，因此，此类疾病是较常见也是最复杂、最危险的心血管疾病之一。

　　这个"炸弹"最危险，怀疑就往医院赶，争分夺秒是关键，提高警惕保安全。

特别关注引爆"定时炸弹"的罪魁祸首高血压

　　据不完全统计，70%~80%的主动脉夹层患者都有高血压病史，40%左右的患者发病时同时伴有高血压，因此可以说高血压病与主动脉夹层是密切相关的。血压的升高可以通过影响血流的物理状态来促发夹层。血压的波动幅度也是促发主动脉夹层的重要因素。高血压除了从力学方面直接引发夹层形成外，还可通过影响主动脉壁自身结构来促使夹层的发生。长期高血压可促进动脉壁内膜变性坏死，从而使动脉壁弹性降低，最终导致内膜破裂，形成夹层。

　　高血压最可怕，许多疾病都赖它，生活习惯是关键，"定时炸弹"少爆炸。

如何知道体内启动了"定时炸弹"

　　（1）疼痛：剧烈且难以忍受的撕裂样或刀割样疼痛是急性夹层起病时的典型症状，少数起病缓慢的患者早期疼痛可无明显表现。胸部的疼痛，可向背部放射，随着夹层的逐步发展，其涉及范围可以向上或向下延伸，累及臂、颈部及腹部和下肢。根据起病部位不同，也可首先出现下颌、肩胛或食管上段刺激性痛。因为疼痛，还可出现烦躁不安、大汗淋漓、心跳加速。如破裂出血患者，则出现血压降低、面色苍白，而未破裂者由于疼痛剧烈还可使血压进一步增高。

（2）压迫：当夹层进一步扩大，会对局部神经、血管及器官造成压迫，根据压迫部位不同可出现相应症状，如压迫颈部神经可出现声音嘶哑，压迫食管或迷走神经时可出现吞咽困难，压迫气管或支气管时可引起咳嗽、呼吸困难等；压迫腹部血管可出现恶心、呕吐、腹胀等症状等。

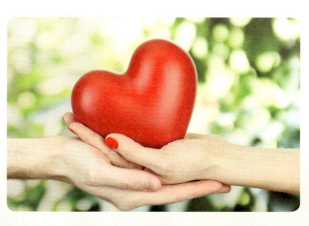

（3）多器官症状

心血管系统：①主动脉瓣关闭不全，急性左心衰竭，是由于夹层造成主动脉瓣环扩大、瓣膜移位或撕裂等引起的。②冠脉症状，急性心肌缺血甚至心肌梗死。③急性心包填塞，夹层向外膜破裂造成，病情发展迅速，短时间内可出现颈、桡或股动脉搏动减弱、消失或两侧强弱不等，两上臂血压差别较大、上下肢血压压差减少，局部可有血管杂音甚至震颤。

神经系统：主动脉夹层进一步迁延可引起脑或脊髓急性供血不足，从而出现头晕、定向力障碍、失语、意识障碍或对侧偏瘫，病理反射、同侧失明、眼底检查呈现视网膜苍白等，甚至可引起截瘫，尿潴留等；还可引起下肢动脉搏动减弱或消失、痛觉异常、肌张力减弱等。

呼吸系统：主动脉夹层破裂，血液进入胸腔时可引起胸腔积血，进而出现胸痛、咳嗽、呼吸困难、甚至出血性休克等；破入气管或支气管时，可引起咯血、窒息，甚至导致死亡。

消化系统：当夹层累及腹主动脉时，可出现腹痛、恶心、呕吐等症状，多较剧烈；当破入食管时可引起大呕血；还可引起急性肠缺血性坏死以及便血等。

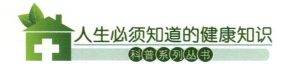
泌尿系统：当主动脉夹层累及肾动脉时，可出现腰背部疼痛、肾性高血压、血尿，甚至出现急性肾功能衰竭。

这个"炸弹"挺复杂，浑身问题就怨它，痛、哑、憋、衰别硬扛，赶紧医院做检查。

怀疑自己体内已经埋藏了"定时炸弹"怎么办

（1）心电图检查：心电图检查一般无异常征象，但可鉴别诊断，排除心肌梗死。

（2）X线检查：当出现夹层时，主动脉影像可明显增粗，病变处增宽或上纵隔影增宽。如病变位于升主动脉，纵隔向右隆起；病变位于降主动脉，则纵隔向左侧隆起。此外如夹层破裂后，破裂到胸前，胸片可出现胸腔积液；如破裂入心包，则胸片表现为心影明显扩大，如烧瓶样等改变。

（3）超声心动图：可明确血流动力学变化，显示夹层形成的真腔与假腔的形态；内膜破裂部位；如影响主动脉瓣膜功能时，可进一步加以明确，还可明确心包积液情况。

（4）CT及MRI（磁共振）检查：CT检查，特别是增强CT检查，是通过注射造影剂增强显影，可清晰显示夹层的真、假腔情况。缺点是：有时不易观察到主动脉内膜破裂的部位；MRI（磁共振）检查，不仅可以准确显示夹层的真腔或假腔，还可明确主动脉内膜撕裂处，以及基层主要分支部情况。缺点是：当血液动力学不够稳定时，检查准确性会受到一定影响。

（5）主动脉造影检查：属于有创伤性检查，是通过向血管内注射造影剂，而产生对比图像所进行的检查。由于主动脉夹层涉及范围广，迁延性较大，所以检查常常在主动脉不同部位，根据需要多次注射造影剂，以寻找内膜撕裂部位；观察主动脉瓣膜功能；对主动脉真、假腔情况，以及夹层的范围进行全面了解。

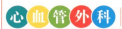

（6）实验室检查：包括血液、尿液检查。血液中可有白细胞增多，血清淀粉酶、血清BUN升高。凝血方面还可有部分凝血酶原时间延长，血小板计数下降。尿液方面可出现血尿等。

X线、超声及CT，磁共振有意义，还不明确做造影，路边诊所可别去。

为何总担心自己体内埋藏了"定时炸弹"

（1）急性心肌梗死：有胸部疼痛症状，并伴有肩部及背部放射，但疼痛一般逐渐加剧，多为闷痛或仅为憋闷；而夹层多疼痛较剧烈。心电图检查及血液心肌酶学检查有助于与心肌梗死相鉴别。

（2）急腹症（如急性胰腺炎、急性胆囊炎、消化性溃疡穿孔及肠梗阻）：当主动脉夹层累及腹主动脉及其大分支时，可出现腹部腹胀、疼痛、恶心、呕吐、黑便等临床表现，因而容易误诊。而上述腹部疾病大部分血压脉搏变化及疼痛特点与主动脉夹层有较大区别，再结合X线、超声心动图、CT及MRI等影像学检查就可鉴别。

（3）并发症的鉴别：当夹层造成主动脉瓣关闭不全时，需与由其他原因引起的急性主动脉瓣关闭不全加以鉴别。如感染性心内膜炎引起的主动脉瓣穿孔或腱索断裂、主动脉窦瘤破裂等均可引起突然胸痛和主动脉瓣关闭不全。但主动脉夹层与上述疾病的胸痛特点并不相同，上述疾病造成的主动脉瓣病变疼痛并不剧烈，亦无主动脉夹层累及其他部位血管的征象，结合超声心动图等影像学检查可资鉴别。

杯弓蛇影吓自己，偶尔不适也着急，明确诊断最重要，排除"炸弹"心有底。

如果"定时炸弹"已经启动怎么办

治疗前首先要做的事：制动及控制血压治疗。

降低血压是大血管疾病特别是主动脉夹层急性期治疗的关键，及时控制血压可大大提高患者的生存率。可给予药物降低循环血压，同时制动（绝对卧床）、镇

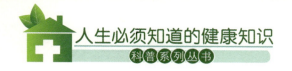
定、止痛也是降压治疗重要的辅助措施。

治疗前先别动，控制血压最有用，卧床休息去医院，可用药物来止痛。

如何拆除体内的"定时炸弹"

外科手术治疗和血管内支架治疗。当确诊大血管疾病主动脉夹层后，通过检查如明确病变部位在降主动脉，大部分分可考虑行血管内支架术。当病变在升主动脉以及主动脉弓部，或者不适合及无法行血管内大动脉支架的患者，则可考虑行外科手术治疗。

两种治疗方法各有利弊。血管内支架就是利用金属支架堵住夹层破口处，或利用支架加固动脉血管管壁。其优点是手术创伤小，风险小，但其治疗有局限性，且治疗费用较高。外科手术则是利用人造血管，将有病变的血管进行置换，优点是治疗彻底，不易复发，但其创伤相对较大，而且手术风险也相对较大。

拆除"炸弹"也不难，核心目的保安全，治疗方法据病情，祝君早日健康还。

怎样给生命之"泵"一条顺畅、安全的管道

统计表明，发达国家大血管疾病中主动脉夹层发生率较欠发达国家发病率明显偏低。究其原因，归根结底就是因为其对高血压的预防及治疗相对来说较重视。因为引起主动脉夹层最主要的两大因素就是高血压和动脉壁的薄弱。而动脉壁变薄弱，与高血压又有着千丝万缕的关系，高血压会促使主动脉发生退行性改变，使其弹性减低，内膜变薄变弱，从而较易造成主动脉壁的损伤。因此早期发现高血压，严格控制血压，可以很大程度减少主动脉夹层的发生。

另外，及时就医查体，也是预防大血管疾病的关键，特别是发生剧烈胸痛要马上就医。由于主动脉夹层发病常常没有任何先前征兆，而且疾病进展迅速，不少患者一发病就在短期内发生严重并发症，甚至猝死，无法实施有效救治。特别是长期

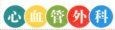

患高血压并未得到有效控制的群体为此类疾病发病的高危人群,因此如果有剧烈的胸腹背部疼痛或者难以控制的高血压,一定要到医院做相关检查及治疗。

其次,了解症状也非常重要,大部分患者在主动脉夹层急性发病时,会出现突发的胸前、背部或腹部剧烈的刀割或撕裂样疼痛,且疼痛常在做某些动作时突然出现,如咳嗽、用力排便、猛然用力提重物、剧烈运动及情绪异常激动时。疼痛患者常常烦躁不安,大汗淋漓,甚至因疼痛而昏厥。如出现上述症状,应格外警惕此类疾病的发生。而在临床工作中,此类疾病往往容易被误诊,如前胸疼痛时当作心肌梗死或心绞痛自行处理,待到病情进一步加重,甚至出现严重并发症时再到医院就诊,为时晚矣。

因此,建立良好的生活方式,随时倾听自己身体发出的"炸弹警报",对预防和降低我们体内"定时炸弹"爆炸的风险,给生命之"泵"一条顺畅、安全的管道有着举足轻重的作用。

"人体炸弹"最可怕,万恶之源高血压,做好预防勤排查,健康生活你我他。

（本章编者：赵 亮）

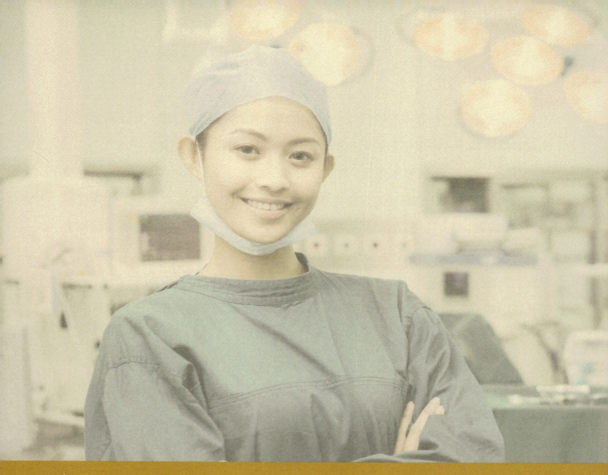

ZHONGLIU BUYUAN JUANGU
DE DIFANG
——XINZANG ZHONGLIU PIAN

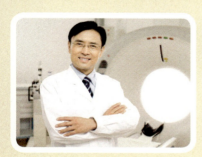
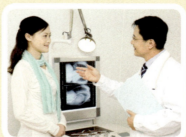
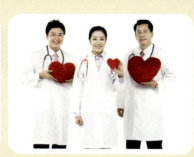

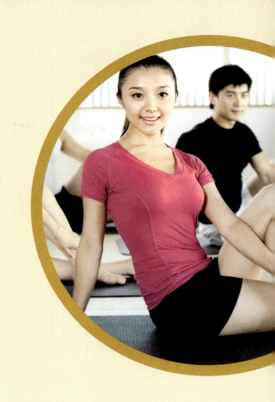

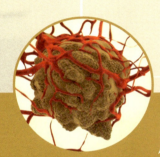

肿瘤不愿眷顾的地方
——心脏肿瘤篇

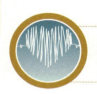

心脏肿瘤的概况

心脏会长肿瘤吗

这个话题似乎很新鲜。其实，心脏也是会长肿瘤的，而且早在1659年的时候 Columbus就发现并且描述了心脏肿瘤。心脏肿瘤分为原发性和继发性。原发性的比较少见，与继发性心脏肿瘤之比约为1：16。继发性的心脏肿瘤大多是晚期恶性肿瘤转移导致的。我们这里讨论的是原发性心脏肿瘤，重点讲述心脏黏液瘤。

心脏肿瘤现形记

心脏肿瘤什么样子呢？以最常见的心脏黏液瘤为例，大多数是单发的，就是只长一个，也有的是多发的，可以长在心脏的任意一个心房或者心室。多数有瘤蒂，瘤体可以随着心脏的舒缩而活动。外观上看，肿瘤类似胶冻的质地，形似葡萄串，大小不一，从1厘米到10厘米；非常松脆，容易破碎、脱落。其他少见的心脏肿瘤有：心脏畸胎瘤，为苍白色的囊状肿物；心脏横纹肌瘤，是黄灰色肿瘤；心脏嗜铬细胞瘤，为柔软肉样的，常被心包压成了扁平状。

原因不明的心悸气促：警惕心脏肿瘤在作祟

以心脏黏液瘤为例，心脏肿瘤症状可有几方面：阻塞、栓塞及全身表现。最常

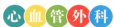
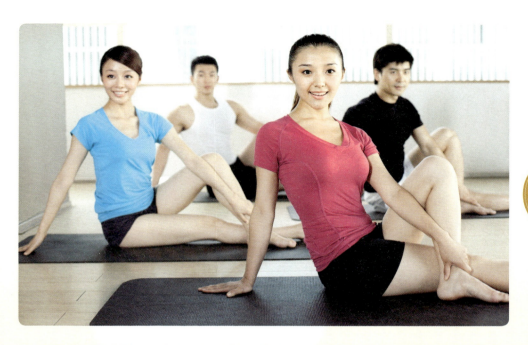

肿瘤不愿眷顾的地方
——心脏肿瘤篇

见的是肿瘤阻塞了二尖瓣或者三尖瓣口，引起患者短暂性的昏厥。而肿瘤碎片脱落后可以引起栓塞，如脑血管栓塞。肿瘤患者还可以有全身的症状，比如反复地发热，关节、肌肉的疼痛，食欲减退、体重减轻等。

心脏肿瘤会跑到别的地方吗

以心脏黏液瘤为例，瘤体质地非常松脆，容易破碎、脱落。脱落之后，随着血流被运输到全身各处，就会发生小动脉的栓塞，比如脑血管栓塞。而且，越来越多的报告显示，黏液瘤有潜在的恶变危险。

心脏肿瘤会不会传给下一代

对于心脏黏液瘤来说，几乎所有的单发黏液瘤都有正常的DNA倍体，不表现家族性。多发黏液瘤通常存在DNA异常，有家族性，易于复发。

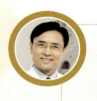

心脏肿瘤的分类

心脏肿瘤是何方妖怪

心脏黏液瘤的起源是多潜能间充质细胞，具有潜在的恶变性危险。

心脏肿瘤的老巢在哪里

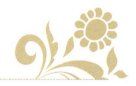

心脏黏液瘤按部位分为心房黏液瘤、心室黏液瘤和瓣膜黏液瘤。顾名思义，可以知道肿瘤的生长部位。大部分心房黏液瘤来自房间隔，少部分来源于心房壁。大部分心室黏液瘤来自室间隔，少部分来源于心室壁。乳头状纤维弹性瘤生长部位多位于心脏瓣叶上。心脏横纹肌肉瘤发生于心室。纤维瘤大多发生在心室肌、位于室间隔上面。嗜铬细胞瘤位于心包内和心脏表面。

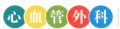
心脏肿瘤和心脏的癌症是一回事吗

应该说心脏肿瘤和心脏癌症不是一回事。心脏的肿瘤也分良恶性的。良性里面最常见的是心房黏液瘤，约占50%，其他的良性心脏肿瘤有脂肪瘤、畸胎瘤、纤维瘤、横纹肌瘤、血管瘤等。恶性心脏肿瘤中，最常见的是肉瘤，其他有间皮瘤、恶性畸胎瘤、恶性间叶瘤、内皮瘤等。

如何让心脏肿瘤"显形"

胸部X线检查、心电图检查不能发现心脏肿瘤。超声心动图检查，是诊断心脏原发性肿瘤最有效的方法。而心血管造影、放射性核素心脏显影，以及CT检查可以了解肿瘤的部位、轮廓和大小。

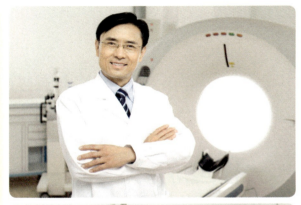

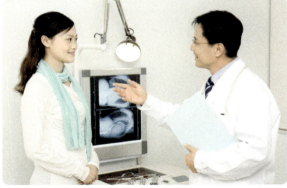

肿瘤不愿眷顾的地方
——心脏肿瘤篇

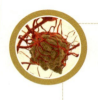

心脏肿瘤
的治疗

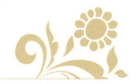

心脏肿瘤不可怕，及时治疗是关键

一旦确诊为原发性心脏肿瘤，一般均应进行手术治疗。

心脏肿瘤能彻底铲除吗

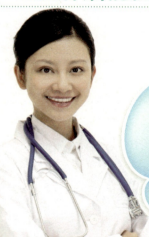

心脏肿瘤手术需要在体外循环下进行。良性肿瘤，特别是带蒂与基底部不宽的肿瘤，可以用手术彻底切除。有些肿瘤侵犯了心脏瓣膜、冠状动脉、心室间隔或传导系统，只能进行部分的切除。

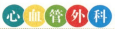

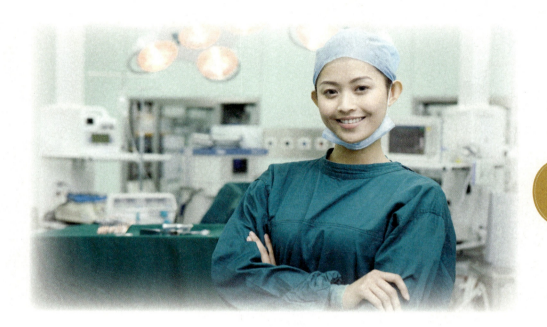

心脏肿瘤切除手术安全吗

　　任何手术都有风险，心脏肿瘤切除也不例外。手术后的风险包括：瘤体碎片栓塞、急性心力衰竭、心律失常。影响手术死亡的主要原因是患者术前心功能状态。

心脏肿瘤会卷土重来吗

　　一部分患者会复发。散发的黏液瘤复发率为1%~3%，家族性黏液瘤中30%~75%会出现复发。复发发生于肿瘤切除后6个月至11年，平均在第一次切除黏液瘤后30个月。复发的原因为种植、切除不完全和新的肿瘤中心形成。乳头状纤维弹性瘤未见术后复发的报道。

（本章编者：邱立成）

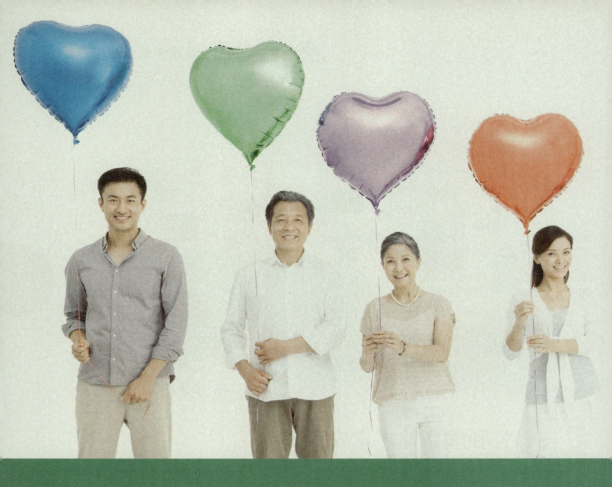

AI DE HUHUAN XIN DE FENGXIAN
—— SHENQI DE "HUANXINSHU"

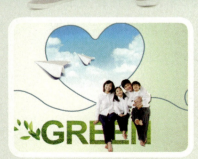

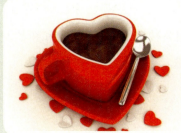

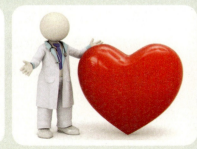

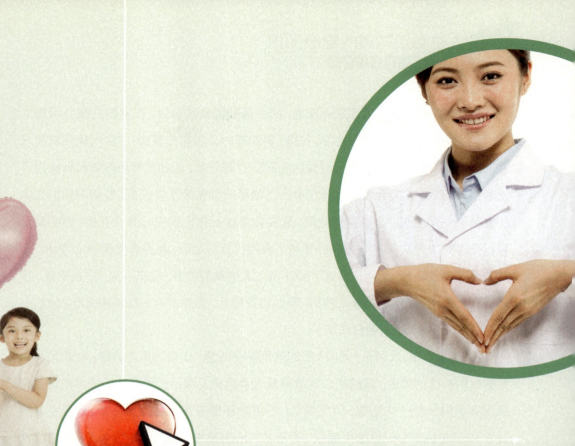

爱的呼唤　心的奉献
——神奇的"换心术"

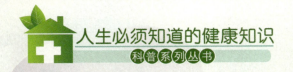
　　鲁公扈、赵齐婴两人都患有疾病，同去请神医扁鹊诊治。在扁鹊的精心调理之下，他俩的病没用多久就痊愈了。可是，扁鹊却对公扈和齐婴说："你们俩先前所求治的病，都是病邪从外界侵入到体内的五脏六腑所致，因此只需用药物和针灸治疗便能解决问题。这几天我发现你们身上还潜伏一种先天所在疾病，并随同你们身体的发育而一同生长。这种病很危险，现在如果让我将你们的心来个互换，你们就都可以变得完美无缺了。"公扈和齐婴听了扁鹊的分析之后，都愿意接受换心手术。扁鹊给他们喝下药酒，让他们昏迷了3天，将二人的胸腔打开，取出心来，交换安放。手术完毕之后，又在伤口处敷上神药，等他们苏醒后，仍如术前一样健康强壮。他们一同辞谢了扁鹊之后，就各自回家了。

　　2000多年前，《列子·汤问》里的这则神话故事，让扁鹊声名鹊起，从此成为外科医生们神往的角色。扁鹊换心的故事是人类历史上最早的关于换心手术的记载，虽然在当时只是一个幻想，但反映了人们渴求移植器官以治病的愿望。现代医学则是在1967年由南非一位医生完成了世界首例心脏移植。在21世纪的今天，心脏移植已经被认为是治疗终末期心脏病的有效方法，人类的梦想终于成了现实。那么，心脏移植究竟是怎么一回事？

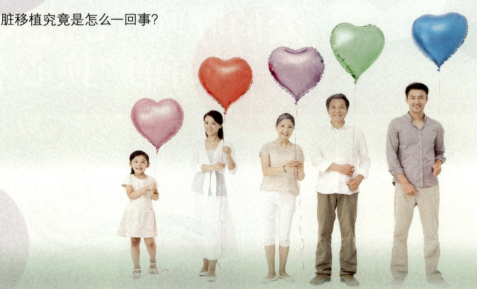

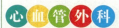

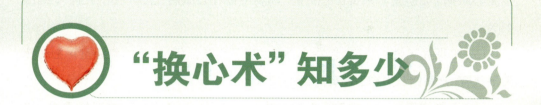

什么是心脏移植

　　1967年首例心脏移植在南非获得了成功，但直到20世纪80年代初才被接受为终末期心脏病的治疗方法。免疫抑制剂治疗的进展使心脏移植成为可能，并促进了心肺移植的成功和不断发展。胸腔内器官移植逐渐被广泛应用，使这种治疗方法在全世界许多中心得以开展，并应用于越来越多的患者。随着免疫抑制剂方案的不断进步，心脏移植的中期效果是令人满意的，患者术后有良好的生活质量和平均大于8年的生存率。然而，由于供体数目的限制，使心脏移植在整个心力衰竭的临床治疗中所占的比重非常有限。

何种患者需要心脏移植呢

　　终末期心力衰竭伴或不伴有恶性室性心律失常，采取完善的内科保守治疗或常规外科手术均无法使其治愈，预测寿命<12个月。其他脏器（如肺、肝及肾、脑等）无不可逆性损伤。年龄<60岁，积极配合移植术治疗，其家属全力支持施行手术治疗。

　　主要包括：

　　（1）冠状动脉硬化性心脏病，包括晚期缺血性心肌病和急性大面积心肌梗死无法脱离辅助者，约占45%。

（2）非冠心病性心肌病，包括扩张型心肌病、克山病、限制型心肌病和其他少见心肌病（如肌营养不良性心肌病、药物中毒性心肌病、反射性心肌病），约占45%。

（3）晚期先天性心脏病，包括左心室发育不良综合征、复杂的单心室伴主动脉瓣下狭窄、严重的三尖瓣下移畸形，约占2%。

（4）心脏瓣膜病，发展为严重充血性心力衰竭，无法施行瓣膜置换手术，约占4%。

（5）心脏移植术后再次移植，约占2%。

（6）其他原因，如心肌炎发展为严重的心力衰竭和（或）各种恶性的心律失常等。

何种患者不能进行心脏移植呢

（1）绝对禁忌证：①急性严重感染性疾病；②恶性肿瘤；③HIV血清阳性者；④肺血管阻力>8Wood单位；⑤供受者之间ABO血型不一致；⑥活动性消化性溃疡病；⑦严重的全身性结缔组织病；⑧肺、肾、肝及脑等有不可逆性功能衰竭；⑨不服从治疗或滥用毒品者；⑩精神病及心理不健康者。

（2）相对禁忌证：①年龄>60岁；②肺梗死；③肺血管阻力为5~7Wood单位；④糖尿病合并一些严重并发症；⑤中、重度脑血管或外周血管病变；⑥消化道憩室炎；⑦慢性乙型或丙型肝炎；⑧活动性心肌炎及巨细胞性心肌炎。

心脏移植手术发展简史

心脏移植术的发展，经历过一段曲折的过程。在经过数十年的动物实验后，1967年12月，南非的Barnard医师在首都开普敦成功施行人类第1例同种异体原位心脏移植术。虽然术后患者仅存活18天，死于肺部感染，但他的初步成功，引起全

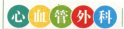
世界瞩目，使心脏移植翻开了崭新的一页。

在开普敦的心脏移植后3天，纽约西南部的Brooklyn开展了世界范围内的第2例心脏移植术。患者是出生18天的Ebstein's畸形患者，在手术前曾因发绀接受过体肺分流手术。这个小患者接受了一个无脑儿的心脏，手术后5小时死于心力衰竭和顽固酸中毒。

1968年1月2日，南非开普敦的Bernard医生开展了世界范围内的第3例心脏移植术，这是世界首例获得长期存活的心脏移植患者。患者是46岁的牙外科医生，患冠心病、严重血管病变、室壁瘤。患者在心脏移植手术后存活18个月（1年半）。

紧随其后，1968年，全世界17个国家60多个医学中心共做了102次心脏移植，但由于排斥反应和感染，患者大多死亡。手术后8天病死率是60%，平均存活时间是29天。1970年，许多中心停止了这项工作，使心脏移植进入了低潮时期，10年中不足50例。

20世纪80年代，环孢素（Cyclosporine）的诞生，为心脏移植术开辟了一个新时代，同时由于心肌保护技术的改进，外科技术的提高，目前心脏移植术日趋完善，在发达国家，已成为常规手术。目前，全球已有7万余例患者接受了该手术，手术成功率在95%以上，5年生存率在76%以上，最长存活时间达30余年。

我国于1978年4月由瑞金医院张世泽医师为一例38岁风湿性心脏瓣膜病患者施行首例心脏移植术。患者术后存活109天，死于排斥反应，这也是亚洲第1例心脏移植术。以后，直至1992年我国大陆才又开始了心脏移植手术，至目前已有数十家单位完成了数十例手术，术后患者最长存活17年。

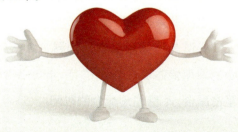

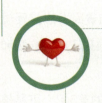

60岁的人30岁的心脏不是梦

供体选择有哪些标准

供心必须是一颗健康的心脏,已停止跳动的心脏是不能利用的,因为此时心肌已受到损害,故只能利用大脑死亡,而心脏还在跳动、血压正常的供体的心脏。

供体的选择标准

（1）年龄:供体紧缺,只要心功能和结构正常,供体年龄可放宽。

（2）ABO血型相同,或者符合输血原则。

（3）和受体血清做淋巴素试验<10%。

（4）无心脏病。

（5）无恶性肿瘤,HIV阴性。

（6）体重与受体相差<20%。

（7）预计供心总缺血时间不超过6小时。

供心的采取与保护

心脏是不易耐受缺血的器官之一,所以供心的采取要体现一个"快"字,同时各个环节要紧密配合,尽量缩短配合的时间。

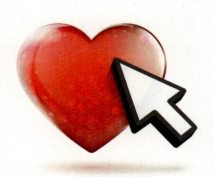

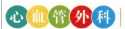

"换心"风险知多少

根据国际心肺移植协会（ISHLT）的报道，目前认为心脏移植手术1年病死率的主要术前危险因素有：①移植前需要机械通气治疗；②成人先天性心脏病的移植；③移植前需要住院治疗；④移植前需要透析治疗；⑤供体和受体的年龄；⑥移植中心的手术量；⑦受体情况，如身高、胆红素水平、肌酐水平；⑧供心的缺血时间。

如何进行心脏移植的术前评价

（1）实验室检查。全血细胞计数与分类计数、血小板计数、网织红细胞计数；血尿素氮及肌酐测定、尿液分析及肌酐清除率测定，肾脏B型超声检查；血清GOT、GPT、胆红素及血浆蛋白测定，肝脏B超检查，肝炎病毒检查；血脂分析、脂蛋白测定；糖耐量试验、空腹血糖检测；大便常规及潜血试验，胃肠道钡剂透视，必要时进行纤维内窥镜检查；凝血象检查：凝血因子测定、出凝血时间、凝血酶原时间、纤维蛋白原定量检测、ABO血型测定；组织相容性位点抗原（HLA）分型；淋巴毒性配合试验；病毒检测：肝炎病毒测定；血巨细胞病毒（CMV）、EB病毒、单纯疱疹病毒及HIV检测；鼻腔、咽喉部、尿、痰、口腔及血细菌培养。

（2）心脏。左、右心导管检查及冠状动脉造影；超声心动图；12导联心电图；心脏放射性核素扫描；心内膜心肌活检。

（3）肺脏。肺功能测定，动脉血气分析，胸部X线片。

（4）血管。经颅多普勒检查；外周血管检查；颈动脉超声检查（大于55岁）。

（5）胃肠道。腹部超声检查（大于55岁）；上消化道造影（有指征时）。

在以上检查的同时不能忽视对患者态度、家庭支持等一系列社会状况的调查。

患者再次移植心脏的原因有哪些

再次心脏移植中，移植物血管病变占60%，原发移植物功能衰竭占8%，急性或

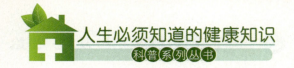

超急性排斥占7.5%，非特异性移植物衰竭占7%，其他原因占17.5%。

心脏移植的简要过程是怎样的

患者全身麻醉后，医生在患者胸部胸骨正中作手术切口。中断心脏的血液供应，患者的血液通过人工管道被输送到心肺旁路装置。这装置暂时代替患者的心肺功能，维持患者血液的正常氧化和循环。手术过程中患者的心脏被取出，捐赠者的心脏被重新缝合到患者胸腔内。心脏移植于原位，进行主动脉、肺动脉及肺静脉的吻合。静脉回流借助于受者右心房剩余的后壁与供者心脏右心房相连接的单一吻合来实现。

一颗心用多久

心脏移植后患者生活质量可以改善到何种程度？有30%~50%的患者可以恢复功能；80%~85%的患者术后自觉体力良好；1年生存率90%，5年生存率75%，90%以上患者自觉正常或症状轻微。

异种生物心脏您接受吗

异种移植从理论上可以提供大量的供体组织、器官和细胞。但是免疫问题尚未解决。最有可能的动物来源是猪，但是在几千年的进化过程中，从解剖、生理和免疫等生物学特征上猪已经与人类有很大不同。从伦理道德角度，很多宗教都支持使用动物器官挽救和改善人类生存的问题。目前的动物实验还不能进入临床研究，但是鉴于其巨大的潜力，应该对异种移植进行鼓励。

"换心" 还需用心护

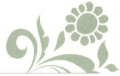

心脏移植的长期效果和生存率如何

在心脏移植的生存率曲线中，最初6个月生存率下降幅度比较迅速，此后一直到术后15年几乎呈缓慢的线性下降。

冠心病心脏移植和心肌病心脏移植相比，近期生存率差不多，而远期生存率冠心病下降幅度较心肌病明显增快。

瓣膜病、先天性心脏病和其他原因的心脏移植中，近期病死率较高，而远期生存曲线平缓，主要原因在于手术年龄与风险的不同。

研究发现，影响长期效果和生存率的因素包括：移植物血管病变；感染；恶性肿瘤；过量免疫移植导致的肾功能衰竭。

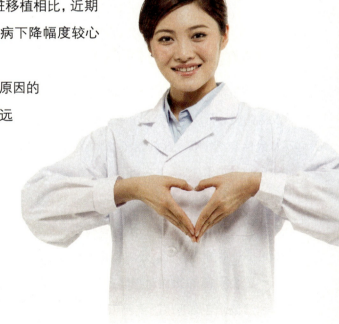

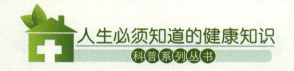
心脏移植术后注意事项有哪些

与其他器官移植手术一样，心脏移植手术的最大问题是移植排斥反应。如果移植排斥反应得到控制，患者的存活可达10年以上。术后患者需不定期地服用免疫抑制剂。当患者感觉身体情况好转后，在医生的指导下，可进行适当的日常活动，但必须避免剧烈的体力劳动。

移植术后如何自我保健

在手术以后，将感到虚弱和疲乏，不愿意做任何事。但是已证明，下床不仅帮助改善感觉，而且，减少合并症，有利于练习锻炼。目标是尽快自己做事。锻炼应该与大量休息相平衡，且开始于简单、容易的锻炼，然后进展到有更多要求的部分。锻炼有4个级别：还在床上时，进行简单的胳膊和腿的锻炼；之后是在病房坐，在床边沐浴和行走、洗澡及攀登台阶。医生将设计一套患者离开医院之后的锻炼计划，帮助开始锻炼。在第一星期，患者将练习锻炼呼吸以保持清理肺和防止感染。这些锻炼包括呼吸和深咳嗽，必须每小时做5次或6次。

进食平衡的饮食对帮助刀口愈合和恢复体质是很重要的。最初是流汁，譬如果汁和清汤，但要迅速进展到低脂肪、低盐心脏病饮食的干食物。这个过程通常不超过1个星期。在手术以后的最初数星期，要继续控制液体的摄入。当心脏习惯了新环境再慢慢地饮入更多的液体。经常向医生查询这方面情况。

各种各样的药物可能会导致恶心或者呕吐。如果发生，可服用医生开的抗呕吐药。胃里的少量干食物可以帮助预防恶心，因此可以食用一些苏打饼干或干的谷物食品，还可以尝试饮少量流汁比如低碳酸化合物的饮料、果汁或汤。

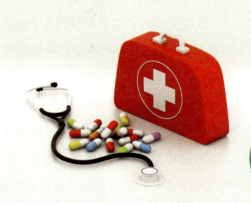

多数人10天左右可出院，但须终生服用抗排斥的药物。

心脏移植术后有哪些并发症

心脏移植手术要过供心保护关、继发感染关和免疫排斥关。

（1）围术期并发症：欲做心脏移植的患者有10%～20%死于等待供心期中。这些终末期心力衰竭患者常需加强治疗以过渡到心脏移植，当病情恶化时必须迅速使用心室辅助装置。

心脏移植后中期常因肺动脉压升高，导致严重和顽固的右心衰竭，是造成围术期死亡的主要原因。

肾功能不全也是心脏移植早期易出现的并发症之一。这是同种心脏移植患者常伴有肾功能不全，加上体外循环和移植本身亦会导致肾功能的损害的原因。免疫抑制药物环孢素的主要不良反应是肾毒性。

（2）排斥反应：在非特异性免疫抑制的条件下，所有同种移植受者均处于过度

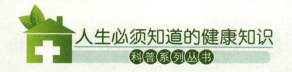
免疫抑制和免疫抑制不足的威胁之下。免疫抑制不足可导致移植物的排斥，甚至消失。过度免疫抑制虽然可保留有功能的移植物，却有导致机体免疫力低下，产生各种感染的可能。所有同种脏器移植均有移植后早期排斥最为活跃，但以后逐渐削弱的倾向。故此临床可根据具体情况调整免疫的强度。

（3）感染：由于手术后应用大量的免疫抑制剂，造成了患者免疫机能低下，因而比较容易发生感染。感染源可以是细菌、霉菌、病毒和原虫。感染可累及任何器官，尤以肺部感染和泌尿系统感染常见。严格监测早期感染是非常重要的。采取积极的措施及时诊断和治疗各种感染关系到患者的生死存亡，故术后的胸部X线检查、血和尿检查特别重要。

（4）晚期并发症

冠状动脉粥样硬化性心脏病：迄今已有越来越多心脏移植患者受到弥散闭塞性冠状动脉粥样硬化性疾病的影响。目前缺血性后遗症是严重威胁着心脏移植患者的长期存活的主要并发症，是导致移植受者死亡的重要原因之一，约占心脏移植后死亡的39%。术后1年冠状动脉造影，10%的患者可见冠状动脉受损，术后5年可达50%。这种血管病变仅限于移植心脏的血管，这与血管内皮依赖物—氧化氮合酶（NOS3）活性降低有关。

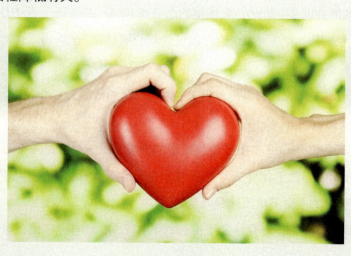

恶性肿瘤：长期免疫治疗有发生恶性肿瘤的风险，最常见的是淋巴增殖性疾病和皮肤癌，恶性肿瘤占心脏移植后死亡的11%。因此，早期诊断和切除肿瘤可获得最好的效果。

小儿可做心脏移植吗

终末期心脏病是儿童心脏移植的指征（那些预期存活时间不超过12~24月，常规的药物治疗或者手术治疗没有效果）。引起婴幼儿终末期心脏病的病因包括先天性心脏病、心肌病和获得性心脏病。支持患儿进行心脏移植的临床发现包括射血分数和心功能状态在应用最大剂量的心血管活性药物时仍然进行性下降。而且已经进行了最大可能的药物治疗疗效不好，这些药物包括：利尿剂、强心剂（地高辛）、血管紧张素转换酶抑制剂（ACEI），倍他受体阻断剂、神经内分泌阻断剂等。因此儿童终末期心脏病也是心脏移植的适应证。

爱的呼唤 心的奉献
——神奇的"换心术"

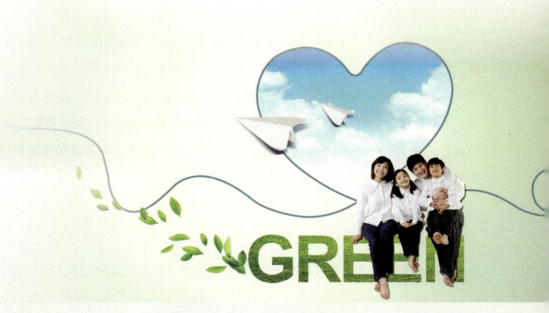

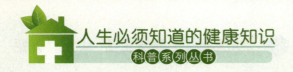

心脏移植术后免疫抑制剂的应用有哪些

心脏移植手术仅是患者接受心脏移植治疗的第一步，而术后则是保心脏治疗的漫长里程。患者需要终身服用免疫抑制剂维护移植心脏的长期存活，逐步提高患者的生活质量。

临床常用的免疫抑制剂有：

（1）泼尼松（Pred）：临床应用的历史较长，时至今日仍是一种不可缺少的抗排斥药物。

（2）硫唑嘌呤（Aza）：亦是一种应用较早的抗排斥药物。尽管此药有一定的不良反应，但由于价格便宜，且具有较好的免疫抑制效果，部分患者由于费用不足，故在临床上仍有使用。

（3）环孢素A：亦是目前临床上最常用的一种免疫抑制剂。

（4）他克莫司：是一种强效免疫抑制剂，其免疫抑制作用比环孢素A强10~100倍，有利于移植心脏远期存活。由于其价格昂贵，在临床上推广应用受到一定的限制。

（5）吗替麦考酚酯：是一种新型免疫抑制剂，可使急性排斥反应发生率明显下降，对治疗难治性急性细胞性排斥反应有效。当吗替麦考酚酯与环孢素A或他克莫司合用时，不仅可以减少环孢素或他克莫司的用量，而且还可以减少其不良反应。

各种免疫抑制剂存在各自的不良反应，但是如果能早期发现、及时调整药物的剂量包括减量或者停药，并给予相应有效的对症治疗，症状会逐步减轻或消失，可见药物的监测是多么重要。

心脏移植术大约费用多少

移植的费用也是大家关心的一个问题，前期手术的费用国内医院为10万~20万元，此后每月服用抗排斥药物费用3000~4000元。

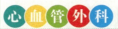

心脏移植术后死亡原因有多少

（1）心脏移植30天内的死亡主要原因：①原发或非特异性大的移植物功能衰竭；②非巨细胞病毒感染；③多器官功能衰竭。

（2）1个月到1年的死亡主要原因：①非巨细胞病毒感染；②原发或者非特异性的移植物功能衰竭；③急性排斥反应。

（3）5年以后的主要死亡原因：①移植物血管病变；②远期移植物衰竭；③恶性肿瘤和非巨细胞病毒感染。

爱的呼唤 心的奉献
——神奇的"换心术"

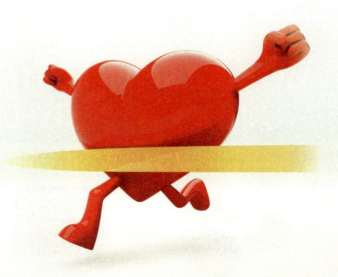

（本章编者：张 晓）

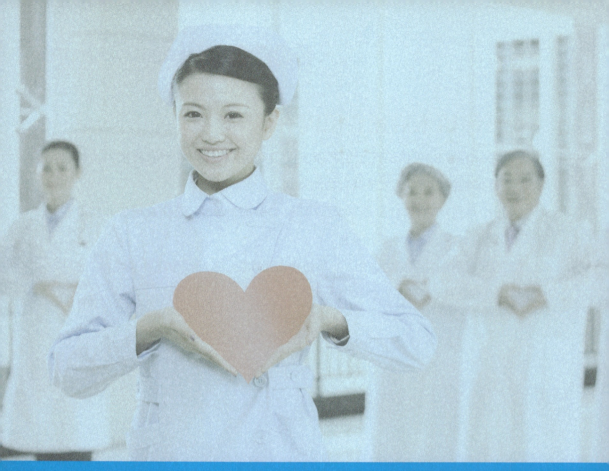

QIANWAN BIE "SHANGXIN",
MORAO SHENGMING JINQU
——XINZANG WAISHANG PIAN

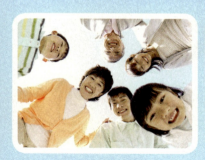
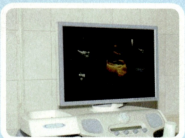
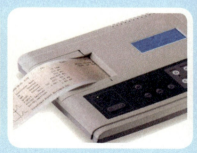

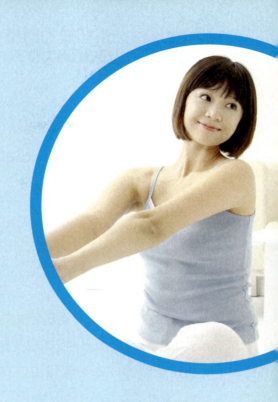

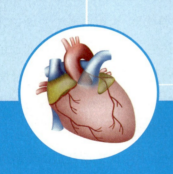

千万别"伤心"，莫扰生命禁区——心脏外伤篇

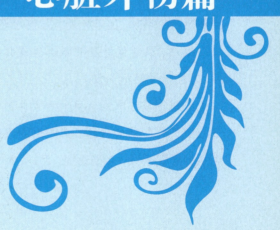

你不是超人——地球人都知道

你的心很强壮——地球人也知道

你的心很脆弱——您知道吗

时间：某年某月某日

地点：某医院

人物：一名7岁儿童

事件：意外车祸

一名7岁患儿，在车祸伤后被父母紧急送入医院。入院后，医务人员来不及任何检查，先行抢救。孩子的父母已哭得声音沙哑，医生看似慌乱却井然有序。当时，患儿出现全身冷汗、脉细弱、血压下降、烦躁不安、嘴唇青紫，也就是医生所说的休克症状。患儿并没有先天性心脏病史。老练的急诊科医生及时想到有大量内出血的可能，要求立即行胸腔穿刺术。穿出大量积血，考虑心包填塞，紧急手术进行开胸探查。术中看到患者心包紧绷变大，切开心包积血涌出，左心壁上有个小破口。手术解除危险后，急诊胸部拍片，提示有肺挫裂伤、多发性肋骨骨折。

我们不禁要问：车祸怎么导致的心脏损伤，又为什么当时没有明显的表现呢？最后医生解释道：车祸导致的肋骨骨折损伤心肺，但并没有穿破心包，只是损伤了左心壁。心脏在不停的跳动过程中，撕裂了一个口子，导致出血，并局限在心包内。随着血量的增加，压迫心脏，影响心脏功能，导致我们所说的心包填塞。

最后，孩子父母在赞叹医生医术精湛的同时，又庆幸自己及时把孩子送往医院，才使孩子转危为安。

心脏损伤在年轻人死亡事件中占有重要分量，心脏外伤根本不容忽视。因为对于心脏外伤的紧急处理，必要时的迅速手术，是可以挽救患者生命的，而且是挽救生命的必要手段，必经途径。否则，将导致阴阳两重天，后悔晚矣。

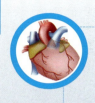

心脏损伤是怎么回事

什么是心脏损伤

　　心脏损伤在日常生活中不常见，但是，一旦有损伤，与其他器官损伤相比较，就较严重。心脏是生命的"发动机"，如果出现问题，将影响全身各器官、组织。心脏损伤分为穿透性损伤和非穿透性损伤（也即心脏钝性伤）。

　　心脏穿透性损伤在现实生活中还是较多见的。大多是由于枪弹、弹片、尖刀等锐器穿入所致；少数可因胸骨或肋骨折断猛烈向内移位穿刺所引起；另外还有很小一部分的医源性损伤，是由于心血管外科手术、侵入性导管检查或造影等导致的。损伤的心脏部位依次是右心室、左心室、右心房、左心房等，

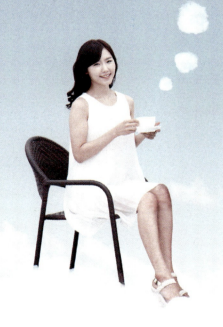

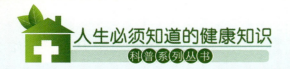
主要表现为心包填塞和(或)出血性休克,两者各有所侧重。

心脏钝性伤多因前胸受到重物、驾驶盘等撞击,或从高处坠落,猛烈震荡心脏所致。其直接或间接暴力猛将心脏推压于胸骨和脊柱之间,因而使心脏受损;突然的加速或减速亦可使悬垂的心脏碰撞胸骨或脊柱遭受损伤。右心室由于紧贴胸骨,最易挫伤。心脏挫伤的程度和范围,可从小片心外膜或心内膜出血直至大片心肌层出血坏死。

心脏钝性伤常发生于"心脏损伤的危险区"(也即上界起自锁骨、下界至肋弓、两侧外界为乳头线),受到开放性或闭合性损伤。

心脏损伤都有什么表现

(1)穿透性心脏损伤及其临床表现

损伤的发生就如定义中所说的,大部分是由于枪弹、弹片、尖刀等锐器穿入所致,少数可因胸骨或肋骨折断猛烈向内移位穿刺所引起,此外尚有心血管外科手术、侵入性导管检查或造影等所致的医源性损伤。

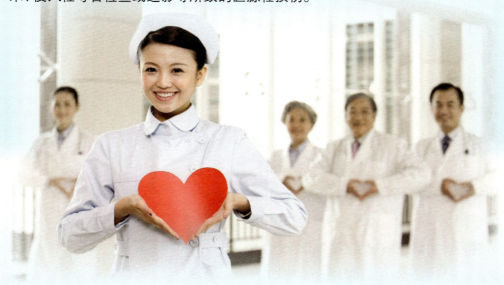

心脏穿透性损伤的临床改变取决于损伤的部位和裂口大小，及心包破损伤的程度。左心室的破裂伤引起的心包内出血和功能损害，显然比右心室的严重，而且愈后差。根据心包伤口的大小和通畅情况，可有下列3种不同的临床表现。

急性心包填塞。心脏伤口较大，心包伤口较小或伤口周围组织有血块堵塞。

急性心包内出血达100~200毫升即可使心包腔内压力急剧上升，而影响心脏的正常舒张，产生急性心包压塞征。最先受压的是腔静脉和心房，造成中心静脉压和舒张末期压升高，而使周身静脉压逐渐上升。起初因周围血管反射性收缩，血压正常或略偏高。当心脏舒张严重受限时，每搏排血量明显减少，动脉压会迅速下降。心包腔内压力升至17厘米水柱时，使心搏无血排出，除非迅速补液增高静脉压，否则患者会很快进入休克症状。

急性心脏填塞一方面使心搏排血量减少，影响冠状动脉的血液供应，导致心肌缺氧，心脏功能突然失代偿，发生衰竭。另一方面，心包压塞在早期能延迟致死性大出血，或使心肌裂口出血暂停止，为抢救患者生命提供了宝贵的时间。

急性心包压塞症状有周身冷汗、面唇发绀、呼吸急促、颈部浅静脉怒张、血压下降、脉搏细速及奇脉等。典型的Beck三联征：心音遥远，收缩压下降和静脉压升高存在时，对急性心包压塞的诊断很有帮助。但一般仅35%~40%的患者具有全部典型症状。实际上，静脉压升高最早出现，动脉压降低出现于

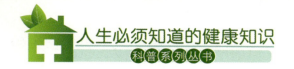

晚期。因为心脏穿透性损伤所致的心包压塞使心包内血液量少,仰卧位时血液聚集于心脏后部心包腔内,所以心音遥远较少见,但奇脉较常见。

出血性休克。心包和心脏伤口均保持开放,心脏出血可畅通地外溢,从胸壁伤口流出或流入胸腔、纵隔或腹腔,而心包内无大量血液聚集,临床上出血性休克为主要表现。表现为全身冷汗、口渴、脉搏细速、呼吸浅弱、血压下降、烦躁不安等休克症状。大出血通常导致伤员迅速死亡。

延迟性心包压塞。心脏伤口小,尤其是心肌的斜行刺伤,可自行闭合,出血停止,病情趋于稳定;但亦可在数天或数星期后,因血块溶解或脱落而再度出血,引起延迟性心包压塞征。伤后数天或数周突然出现心包压塞征,心包穿刺抽出不凝血液,应疑为本病。

(2)心脏钝性伤及其临床表现

心脏钝性伤占胸部伤的10%～25%。但由于常对其缺乏警惕、轻者表现不明显或被其他损伤所掩盖而致漏诊,其发生率可能占钝性胸部伤的50%以上,受伤机制有:①直接作用。有人认为一定强度的单向力量直接作用于心前区造成损伤,或可伴有胸骨和肋骨骨折的刺伤。②间接作用。腹部遭受突然挤压,大量血液骤然涌入心脏和大血管,腔内压力剧增,引起破裂性损伤。③减速作用。高速运动的人体突受减速,因惯性作用,心脏可冲撞于前胸壁或脊柱上,或因不等同的减速而使心脏发生扭转,引起损伤。④挤压作用。心脏被挤压于坚硬的胸骨与脊柱之间而受伤。⑤爆震作用。冲击波直接作用于心脏所致损伤。临床上,心脏闭合伤常为几种因素联合作用所致。大多数为交通事故伤引起。

心脏钝性伤根据损伤的部位和损伤的情况,可引起不同程度和类型的损伤,包括:①心包损伤,挫伤或破裂。单纯心包破裂很少见,一般合并于心脏其他部位损伤。②心肌挫伤,从小片心外膜或内膜下出血瘀斑(心肌震荡),直至全层心肌的撕裂、出血、水肿和坏死等。③心脏破裂,大多数发生在受伤即刻,引起大出血或心包填塞；极少数为伤后数日或数周后由于心肌挫伤区的软化、坏死而发生延迟性破裂，在病情相对平稳后突发严重胸痛和心包填塞。④创伤性心内间隔缺损，多为室间隔破裂，发生机制类似于心室破裂，在舒张末期和收缩早期心腔充盈和瓣膜均关闭时突受暴力使心脏压力骤升而引起的间隔撕裂，或断之心肌挫伤后的软化坏死所致延迟性穿孔。⑤瓣膜损伤，以主动脉瓣最多，撕裂或穿孔；其次为二尖瓣，常为腱索或乳头肌断裂。原有心脏疾病者，如主动脉瓣二瓣化或马凡氏综合征等，更易遭受损伤。⑥冠状动脉损伤，多为左冠前降支裂伤。⑦创伤性室壁瘤，为心肌挫伤后坏死或冠状动脉阻塞引起的真性室壁瘤。

心脏外伤常见吗

　　在战争年代，心脏损伤很是常见，也很危急，抢救成功的概率很低。即使在医疗技术发达的现代社会，如果不及时抢救，紧急救治的成功率仍然不容乐观。

　　现在和谐的社会，偶然因素是发生心脏损伤事件的主要原因。主要有几个方面：①暴力事件激增；②车祸频发；③意外天灾人祸。

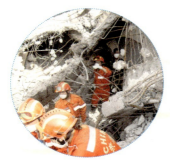
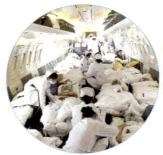
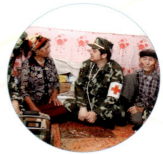

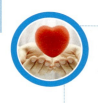

怎么判断
心脏损伤

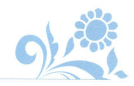

对于心脏损伤的诊断尤为重要，因为心脏损伤的后果一般都比较严重，及时发现、及早诊断、紧急救治是心脏损伤救治成功的前提。对于心脏损伤的诊断一般并不是太难。

贯穿性心脏损伤的诊断

对于贯穿性心脏损伤的诊断，由于多为锐器损伤，可在心前区或背部心脏投影区发现伤口，临床上大多有心包填塞、休克及大量胸腔积液等表现。根据胸部外伤病历跟心包压塞的症状一般就可以诊断而无须进行鉴别。本病主要有两种特征性表现：①以失血性休克表现为主者是由于心包伤口足够大，心脏流出的血液流入胸腔所致；②以心包压塞征表现为主，典型者出现Beck三联征（即静脉压升高、动脉压降低、心音遥远）。

如果病情允许，可做B超及胸片检查，也可考虑做心包穿刺。心包穿刺既可诊断又可减压，但术前是否做心包穿刺进行诊断或减压，文献有不同意见。原因是有时由于血液凝固可出现假阴性，而且也可再损伤心脏；另外，心包填塞虽影响回心血量，却使心包腔压力上升，可减少心脏伤口的出血，以支持患者能得到确定性抢救手

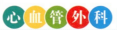
术的机会。另外对于穿透性心脏外伤的患者，还需及时鉴别心包压塞跟急性失血，这对本病的治疗异常重要。因此，需么反复地测定中心静脉压，以便做出正确的诊断与治疗。

钝性心脏损伤的诊断

　　而对于钝性心脏外伤，由于心脏受累的部位和程度不同，临床表现也轻重不一，患者可无明显的症状，也可以出现心律失常、心功能不全、心力衰竭、心脏破裂、心包填塞等症状。对严重创伤的患者要注意有无合并心脏闭合性外伤，心电图、心肌酶学、心脏彩超、胸片、心脏CT等检查均有助于闭合性心脏外伤的诊断。

　　总之，诊断要结合临床症状和相关的辅助检查。辅助检查：心电图、超声心动图、胸片、心脏CT等在帮助诊断心脏损伤、及时诊治、抢救患者的生命，起着不可或缺的作用。

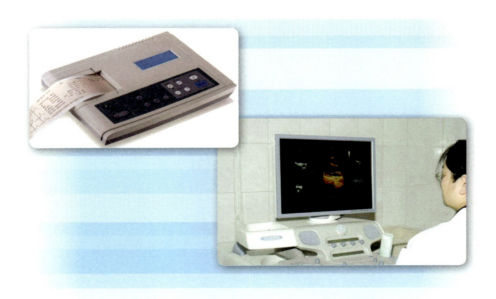

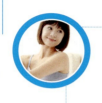

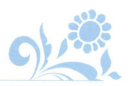

如何拯救
我们受伤的心

　　手术是治疗心脏损伤，特别是穿透性心脏损伤的主要手段。救治成功的关键是早期诊断、紧急对症处理、积极手术修补。对于绝大多数人来说，手术是一件神秘的事，特别是心脏手术。下面就让我们揭开心外手术神秘的面纱吧！

　　总的说来，穿透性心脏外伤应以急诊手术治疗为主；部分心脏钝性损伤在内科治疗失败或明确手术指征的，手术也是最后归途。清除心包腔内血块和积血，修补缝合心脏裂口，才能及早解除心包压塞征，控制出血，以及预防并发心包炎。对于成功抢救生命、救治患者极为重要。

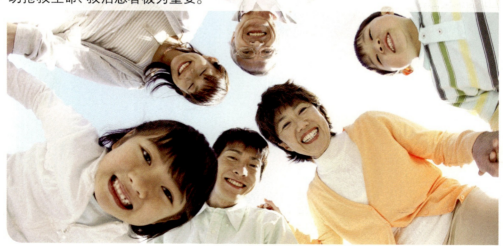

手术治疗的原则是：凡有血流动力学意义的穿透性心脏损伤均应尽快手术治疗，及早解除心包压塞，控制出血，预防并发症。

首先是抢救生命。而保持呼吸道通畅，支持呼吸功能是首要任务：如呼吸道欠通畅或神志昏迷，应迅速气管插管人工呼吸；伴有大量血胸或气胸者，应胸腔插管行闭式引流，促使肺膨胀改善呼吸。

其次是抗休克治疗，维持基本的体循环：尽快放置中心静脉测压管，快速静脉输血和补液，补充血容量，支持血液循环，这是抢救成功的至关重要的步骤。同时可适当予以升压药物治疗。

再次是心包穿刺。对确诊心包压塞者，应紧急行心包穿刺术，能使某些垂危患者情况立刻好转。但如继续出血，病情仍会恶化，如穿刺针附有塑料导管，可留置导管直至手术减压，放出心包内积血为止。

心包穿刺时患者可采取半卧位（30°~50°倾斜），穿刺点以左侧肋缘下近剑突处为最理想。

经心包穿刺急救后，应尽快准备手术。术前准备以快速大量输血为主，其他抗休克措施为辅。如低血压时，可适量给予升压药物

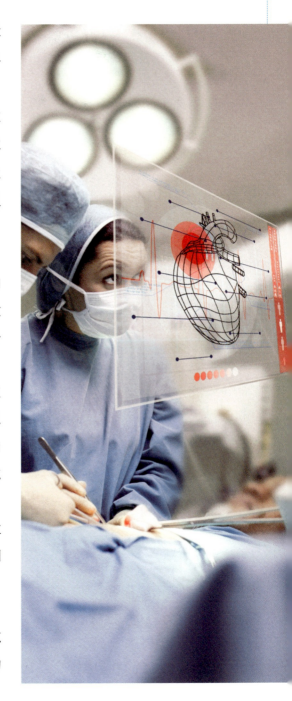

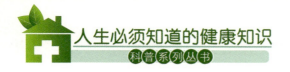
（如多巴胺、异丙肾上腺素等），以增加心肌收缩力。

最后是积极地手术治疗，也是治疗心脏损伤，特别是穿透性损伤最重要的手段。

手术的适应证是怎样的

心肌穿透伤，伴心包压填塞或进行性出血性休克者，或心包穿刺减压后又迅速出现心包压塞征者，都应立即手术治疗。如循环已停止或一般状况太差，应立即在急诊室内开胸手术。不是特紧急的病例，经详细检查，如果有确凿无疑的病变，尤其是有心包压塞症状或出血导致血压下降，也必须手术治疗。

术前特殊处理有哪些

如果刺入心脏的刺伤物如尖刀，仍留在胸壁，手术前不宜急于拔出。手术前发生心脏骤停，须紧急开胸做心脏按压，解除心包压塞，并以手指暂时控制出血部位，改善心排血量。体外心脏按压不仅无效，而且会加重心包压塞。

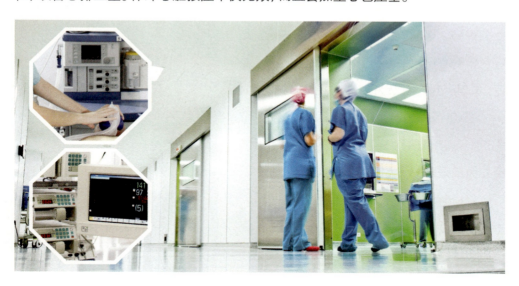

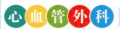
麻醉是手术的前提吗

以气管插管全身麻醉为宜。手术开始时,给以少量浅麻醉,并大量给氧。全身麻醉能扩张周围血管,正压呼吸可进一步影响静脉血回流,易诱发心脏停搏。因此,麻醉诱导时要准备紧急开胸,并在切开胸膜前不行间歇正压呼吸。病情危急,神志不清者,可不用麻醉或采用局部麻醉。

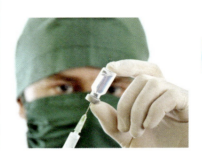

千万别『伤心』
莫扰生命禁区
——心脏外伤篇

何谓体位和切口

取平卧位,受伤侧抬高30°。广泛消毒前胸皮肤。切口的选择根据穿透伤的路径与伤情,须能良好显露心脏伤口。最常采用的切口为左胸前外切口,经第四肋间进胸,必要时可切断第四、五肋软骨,以增加显露。创伤进口在右侧者,则于右侧采用前外切口。如一侧显露不佳,可延伸切口,至对侧横断胸骨,并结扎胸廓内血管。疑有心包内大血管损伤者,宜做正中切口。前述的剑突下心包开窗术除用于诊断和急救外,亦可在拟定手术时先实施,待发现有血心包,再延长切口,做胸骨下右劈开。

你了解心脏修补术吗

在心包压塞时,心包张力极高,一旦切开减压,血液涌出,患者即可有血流动力学上的改善,应迅速补充血容量。扩大心包切口,清除血块。显露心脏伤口,用手指

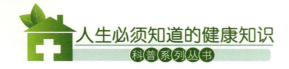

按压暂止血，然后即可进行修补缝合。心房伤口多数可用无创钳钳夹止血。大的心脏裂口，在缝合时可能再次引起失血，应迅速补充血容量，稳定循环，以便有充裕的时间进行伤口修补（基本缝合见下图）。

缝合时，必须绕过血管，保持血管的通畅。这对于供应心脏营养的血管来讲，尤为重要。

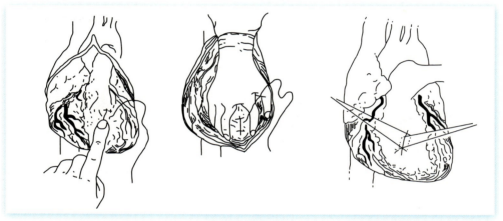

基本缝合示意图

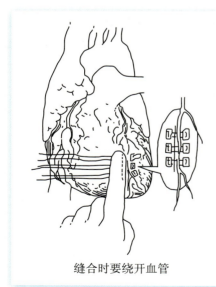

缝合时要绕开血管

修补伤口时，应仔细检查有无遗漏伤口，探查有无房间隔损伤。彻底清洗心包腔，心包疏松缝合，开窗引流，以防再次心包压塞。术后常规给予破伤风抗血清、抗生素以防感染，严密监测血压、心率与中心静脉压，补血补液扩充容量。术后还应随诊，以防出现损伤并发症，如创伤室壁瘤、冠状动脉瘘或冠状动脉瘤，以及缩窄性心包炎等。

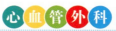
心脏损伤手术的预后如何

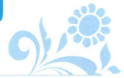

千万别『伤心』，
莫犯生命禁区
——心脏外伤篇

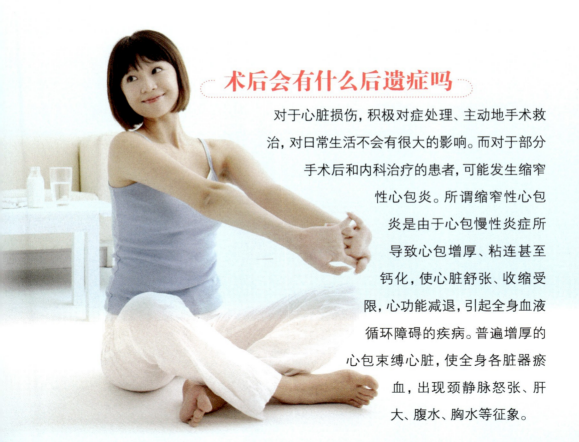

术后会有什么后遗症吗

对于心脏损伤，积极对症处理、主动地手术救治，对日常生活不会有很大的影响。而对于部分手术后和内科治疗的患者，可能发生缩窄性心包炎。所谓缩窄性心包炎是由于心包慢性炎症所导致心包增厚、粘连甚至钙化，使心脏舒张、收缩受限，心功能减退，引起全身血液循环障碍的疾病。普遍增厚的心包束缚心脏，使全身各脏器瘀血，出现颈静脉怒张、肝大、腹水、胸水等征象。

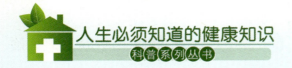
术后影响结婚和生育吗

对于女性来讲，有影响。对于怀孕的女性而言，怀孕期间心脏所承受的做功量要比平时大得多，故怀孕期间的女性要时刻注意心脏变化，注意心脏的功能；而对于男性，只要不做过于繁重的体力劳动，一般情况没有多大影响。

术后还可以玩篮球吗

正如上面所言，对于大的竞争性体力劳动，肯定有影响。但是，只要我们掌握好"度"，日常生活是不会有多大影响的。而对于稍强的体力劳动，则需要我们慢慢地去锻炼、去适应。

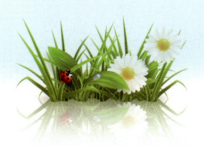

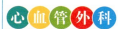

碰到这样的事该怎么应对

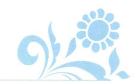

伸出援手，成就一片蓝天

救死扶伤是医护人员的天职，同时也是我们每个公民的义务。紧急时，伸出你的双手，即使只是捂住出血的伤口、拨打一个电话，对于患者来讲就是希望，就有明天。

保持清醒头脑

保持清醒头脑是应对出现的意外紧急情况是必需的。

积极止血，及时拨打120或999

对于穿透性伤，止血是必须首要做的，但不要轻易移动患者。此外，要及时拨打120或999。对于有锐器还在身上的，不要轻易拔掉，及时送医院是首选。闭合性损伤，无论患者清醒与否，都应该及时送往医院，积极诊治，排除心脏相关疾病。

（本章编者：陈红领）

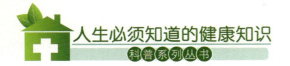

参考文献

[1] LAWRENCE H.COHN, L. HENRY EDMUNDS, JR. 成人心脏外科学[M]. 2版. 吴清玉, 刘中民, 主译. 北京: 人民卫生出版社, 2007.

[2] 刘维永, 易定华. 现代心脏外科治疗学[M]. 西安: 世界图书出版西安公司, 2009.

[3] 杨思源, 陈树宝. 小儿心脏病学[M]. 4版. 北京: 人民卫生出版社, 2005.

[4] 蒋晨阳, 孙勇. 心脏疾病释疑问答[M]. 杭州: 浙江大学出版社, 2003.

[5] 朱晓东, 张宝仁. 心脏外科学[M]. 北京: 人民卫生出版社, 2007.

[6] 张宝仁, 徐志云. 心脏瓣膜外科学[M]. 北京: 人民卫生出版社, 2007.

[7] 汪曾炜, 刘维永, 张宝仁, 等. 心脏外科学[M]. 北京: 人民军医出版社, 2003.

[8] 杨辰垣, 胡盛寿, 孙宗全. 今日心脏血管外科学[M]. 武汉: 湖北科学技术出版社, 2004.

[9] 张健群. 心脏外科手术札记[M]. 北京: 中国科学技术出版社, 2010.

[10] 苏业璞, 周其文. 实用心脏外科解剖图解[M]. 北京: 人民卫生出版社, 2014.

[11] 康磊. 心脏外科护理基本知识与技能870问[M]. 北京: 科学出版社, 2010.

[12] 徐宏耀, 吴信. 心脏外科监护[M]. 北京: 人民军医出版社, 2001.

[13] 丁文祥, 苏肇伉. 小儿心脏外科重症监护手册[M]. 上海: 上海世界图书出版公司, 2009.

[14] 陈厚坤, 金维澍. 心脏外科主治医生900问[M]. 北京: 北京医科大学、中国协和医科大学联合出版社, 1998.

[15] 刘玉萍. 大众保健知识问答丛书: 心脏外科保健知识问答[M]. 昆明: 云南科技出版社, 2007.